Ursel Fuchs

Gewissensfrage Sterbehilfe
Die Kontroverse um den selbstbestimmten Tod

Ursel Fuchs

Gewissensfrage Sterbehilfe

Die Kontroverse um den selbstbestimmten Tod

Kreuz

Bibliografische Information der Deutschen Bibliothek
Die Deutsche Bibliothek verzeichnet diese Publikation in der Deutschen Nationalbibliografie; detaillierte bibliografische Daten sind im Internet über http://dnb.ddb.de abrufbar.

Postfach 80 06 69, 70506 Stuttgart

www.kreuzverlag.de

Umschlaggestaltung: Bergmoser + Höller Agentur, Aachen
Umschlagbild: © blickwinkel/McPHOTO
Autorenfoto: © privat
Satz: de·te·pe, Aalen
Druck: CPI – Clausen & Bosse, Leck

ISBN 978-3-7831-3194-9

Inhalt

Einleitung

Bücher über Tod und Sterben, über letzte Fragen und vorletzte Antworten gibt es nicht wenige.

Ärzte und Juristen, Palliativ-Mediziner, Hospiz-Experten, Pflegekräfte, Theologen aller Konfessionen, Philosophen und Dichter haben darüber geschrieben. Wozu nun also noch ein Buch?

Die erste Antwort ist einfach: Es ist an der Zeit. Denn ohne die äußeren und inneren Sachverhalte rund um Sterbehilfe ist eine aktuelle Debatte nicht möglich. Ich wage zu sagen: Nie war diese Debatte in den letzten 50 Jahren so nötig wie heute. Ich halte sie gerade jetzt für über-lebensnotwendig.

Die zweite Antwort könnte anmaßend klingen: Als Journalistin bin ich keiner einzelnen wissenschaftlichen Disziplin verpflichtet, wohl aber interdisziplinärer kritischer Sicht und dem Bemühen um Transparenz. Wer ahnt denn schon, dass Repräsentanten einer umstrittenen anglo-amerikanischen Bioethik zum Beraterteam des Gesundheitsministeriums gehören? Möglicherweise gelingt es, aus den Mosaiksteinen der Gegenwart und Vergangenheit auch bei diesem Thema einen Überblick zu gestalten, eine Zusammenschau, die eine Bewertung erlauben kann.

Die dritte Antwort ist von persönlichen Erfahrungen geprägt: Mein Vater starb im Krieg, tausend Kilometer weit weg von zu Hause. Meine Großeltern gingen Ende der sechziger Jahre nach schwerem Schlaganfall und Urämie gut versorgt im Krankenhaus ihren letzten Weg. Für meine 93-jährige Mutter, die bis zu ihrem Schlaganfall noch gut allein leben konnte, war die Rund-um-die-Uhr-Pflege im Heim ein Schock. Als sie nach dem Verlegen einer Magensonde eine Darmlähmung erlitt, brachte ihr eine Morphinspritze

Schmerzlinderung. Sie hatte Glück mit ihrem Hausarzt: Er war ein Experte in Schmerz- und Palliativmedizin. Zwei Tage später schlief sie ruhig ein.

Die Technisierung allen Lebens von der Zeugung und Geburt bis zum Sterben einerseits sowie Seelenlosigkeit, Mangel an Mitmenschlichkeit, pragmatischem Materialismus andererseits sind für mich zwei Seiten der gleichen Medaille. Selten zuvor standen die Zeichen für den Tod auf Knopfdruck, für die »Erlösung« mit und gegen den Willen der »Erlösten«, so auf Sturm wie in den letzten Monaten. Dabei geht es nicht nur um das Schöne und Wahre, sondern – wie so oft – auch um das Schnöde und Bare. Und es geht um das Spiel mit unserer Angst. Aber auch um den Appell an unser Gewissen. Wie immer ist das Private auch hier politisch.

Dank sage ich hier dem engagierten Erstleser des Manuskripts, meinem Ehemann – als Buchautor auch Weggefährten – Richard Fuchs, der Programmleiterin des Kreuz-Verlags, Dr. Mathilde Fischer, und der Lektorin Renate Warttmann. Bei ihnen allen habe ich mich gut aufgehoben gefühlt und verdanke ihnen viele wertvolle Anregungen, die dem Buch und letztlich den Leserinnen und Lesern zugute kommen.

Düsseldorf, Ende November 2008 *Ursel Fuchs*

1 Tragödie eines Intellektuellen

Vom Verfechter des selbst bestimmten Todes

»Es gibt keinen Tag, an dem ich nicht lese«, beschrieb Walter Jens sein gewohntes Leben. Zwar schreibe er nicht täglich, aber vermisse es dann sehr. »Schreiben – und Reden ohnehin – heißt für mich: Leben«, resümiert er und schließt an: »Nicht mehr schreiben zu können heißt für mich: Nicht mehr atmen zu können.« Seine Schlussfolgerung: Dann ist es Zeit zu sterben. Dann möchte ich tot sein.[1]

Das ist Walter Jens, wie ihn Leser und Auditorien von Hörern kennen – kannten. Das Buch, das er zusammen mit seinem Kollegen und Freund Professor Hans Küng schrieb, machte nach 1995 Furore und spaltete die Gesellschaft wie kaum ein anderes. Denn *Menschenwürdig sterben – ein Plädoyer für die Verantwortung* behandelt nicht nur das Thema Tod und Sterben, das mit dem Leben jedes Menschen verbunden, aber meist ausdauernd verdrängt wird, sondern die Autoren richteten den Blick vor allem auch auf die gerade noch erlaubten und eben auch auf die verbotenen Methoden der Sterbehilfe. Straffreiheit für das Töten in aussichtslosen Fällen unheilbarer physischer oder psychischer Krankheit forderten die beiden Tübinger Intellektuellen, für sich persönlich wie auch als Gesetzesnovellierung für die Gesellschaft. Walter Jens nannte die bis heute gültige Gesetzgebung »teutonische Arroganz« gegenüber den Niederländern mit ihrer umstrittenen liberalen Sterbehilfe-Gesetzgebung. Küng und Jens wünschten sich und der Gesellschaft die Legalisierung der Todesspritze aus der Hand des Arztes oder seine Handreichung beim Sterben durch den Giftbecher. Als Papst Johannes Paul II. in einer Enzyklika die strikte Unerlaubtheit der Sterbehilfe bekräftigte, warf Küng ihm das Verpassen einer »historischen Chance« vor und bezeichnete ihn als »geistlichen Diktator«.

Jens und Küng – beide inzwischen alte Männer – leben noch. Aber alles hat sich verändert, zum Tragischen, vor allem für Walter Jens, den Universalgelehrten, Rhetorikprofessor, Autor und jahrzehntelang moralische Instanz der Bundesrepublik.

In einer Welt ohne Zugang

Er lebt zwar nach wie vor in seiner gewohnten Tübinger Umgebung, mit seiner Frau, der seit mehr als fünf Jahrzehnten mit ihm vertrauten Lebenspartnerin und kongenialen Co-Autorin Inge Jens. Doch Walter Jens ist ein Pflegefall. Und er weiß es nicht: er ist für seine Frau wie für alle Menschen seiner Umgebung unerreichbar geworden, abgetaucht in eine eigene Welt – ohne Gedanken, Worte, Argumente. Zu dieser Welt hat niemand Zugang. Und für ihn gibt es daraus keinen Ausgang und keinen selbst bestimmten Ausweg aus dem Leben zum selbst bestimmten Zeitpunkt, dessen entschiedener Advokat er war.

Aber dazwischen kam das Jahr 2003, ein Datum schicksalhafter Koinzidenz, über die zu mutmaßen möglich, aber nicht statthaft wäre. Denn im Jahr 2003 begann das Vergessen, ebenfalls 2003 tauchte seine Mitgliedskarte der NSDAP auf. Sohn Tilman Jens, von nicht wenigen deswegen geschmäht, schreibt 2007 von »bitteren Fragen«, die den alten Mann bedrängten. Sein Vater habe sich geschämt wie vielleicht nie zuvor. Dabei habe er nach eigener Aussage nichts davon gewusst, dass er wie andere Hitler-Jungen mit einem damals üblichen Automatismus ungefragt in die Partei überwiesen worden sei. An dieser Scham sei er zerbrochen.

Walter Jens leidet an Altersdemenz. Seit 2003 hat sie stetig zugenommen. Sein »Entschwinden« beschreibt seine Frau in einem erschütternden Interview im *STERN*[2]. »Und als er verschwand, erst unmerklich, dann so unaufhaltsam-unabwendbar, das war fürchterlich ... (...) Er fühlte, etwas Unfassbares passiert mit mir, er konnte noch gehen, reden, er hatte keine Schmerzen – aber im Kopf passierte etwas, das ihm seine Fähigkeiten raubte, klar zu denken. Was ihn sein ganzes Leben ausgezeichnet hatte, dieses zielsichere Denken – es verschwand. Am Anfang fiel mir das gar nicht so richtig auf, ich hielt es für einen depressiven Schub.«

Aber Depression war nicht die Ursache der Veränderungen. Trotz gelegentlicher lichter Momente mit Wut und Traurigkeit nahmen sie Besitz vom Alltag. Sie ebneten Gegenwart wie Erinnerungen ein, zerstörten die Fähigkeit zum zielgerichteten Denken, zum Lesen, ja sogar zum Erkennen von Lektüre und Schriftbild. Walter Jens ging noch zu seinen Büchern, die sein Leben waren. Er stellte sie heraus, stellte sie wieder hinein, brachte, ohne dass er es merkte, alles durcheinander. »Er studierte aufmerksam ein Buch – aber er konnte es gar nicht lesen, denn er hielt es verkehrt herum«, erinnert sich Inge Jens.

Sie erinnert sich auch, dass er immer eine freie Entscheidung über sein Lebensende wollte, das habe er für sich reklamiert. »Aber den Zeitpunkt, seinem Leben ein Ende machen zu können, den hat er im wahrsten Sinne des Wortes verpasst.« Und sie fügt hinzu, dass weder er noch alle Menschen um ihn herum wussten, dass mit jedem Tag die letzte Chance zu diesem bewussten Schritt unmerklich kleiner wurde.

Und sie geht noch weiter in diesem *STERN*-Interview, bis an die Grenzen des Fragbaren: »Könnte ich ihm jetzt vom Leben zum Tode verhelfen?« Stellen wir uns das Gesicht des fragenden Journalisten vor, als er nachfragt: »Könnten Sie es?«

Inge Jens ist mutig, zudem hat ihr Mann mit ihr über Jahre diese Fragen um Leben und Tod in Gesprächen bewegt. Nun sagt sie, sie habe diese Frage sehr ernsthaft erwogen. Und sie habe, fügt sie hinzu, auch mit Professor Küng, dem Co-Autor des erwähnten gemeinsamen Buches und Freund des Hauses, darüber gesprochen. Fassungslos steht auch er vor dem Schicksal seines Freundes und jahrzehntelangen Weggefährten. Inge Jens wagt auch hier die fast unaussprechliche Frage:

»Könntest du ihm jetzt ein Ende machen?« Und er antwortete, so beschreibt sie es, ganz eindeutig:

»Nein, das kann man nicht.« Und sie ergänzt, bestätigend, seinen Satz im Interview:

»Er ist ein Mensch, der vor Ihnen steht. Der Geist ist weg. Aber das Gefühl ist da.«

2 Die Würde des Menschen ist unantastbar –

und wie sie von vielen Seiten beansprucht wird

Ich möchte (…) nicht erleben, was mir ein (…) Arzt ganz freundlich zu meiner Beruhigung gesagt hat: »Sie spüren ja unter Umständen gar nicht mehr, wenn Sie einen fortgeschrittenen Alzheimer haben. Sie können ganz glücklich dabei sein.« Wir haben da den Fall eines Professors, der nicht mehr weiß, wer er ist, und jeden Tag sich aus der Klinik entfernt und ganz munter in die Stadt geht; er trägt eine Nummer auf dem Rücken, seine Telefonnummer, er geht dann in eine Bar und kommt nach ein paar Stunden wieder fidel zurück. Also ehrlich gesagt – so möchte ich mich nicht eines Tages zum Gespött der Überlebenden durch Tübingen wandeln sehen![3]

Hans Küng

Walter Jens hat Glück im Unglück. Die Honorare, die er und seine Frau für noch für zwei Bücher – darunter das letzte gemeinsame Werk *Frau Thomas Mann* erhielten, ermöglichen es, dass er nach besten Kräften vom Morgen bis zum Abend gepflegt wird. Gepflegt wie ein hilfsbedürftiges Kind, sei es nun 85 Jahre oder 85 Tage alt. Führt solch ein Mensch, der pflegebedürftig ist, nicht mehr reden und wohl nicht mehr denken kann, noch ein Leben in Würde? Welcher Mensch darf einem anderen diese Würde zu- oder absprechen? Umfassend antwortet das Grundgesetz: Die Würde des Menschen ist unantastbar. Allerdings wird sie von vielen Seiten argumentativ in Anspruch genommen – von den Verfechtern der Sterbehilfe wie auch von ihren Kritikern.

Inge Jens hat nicht nur Mut, sondern auch Demut. Ihren Entgegnungen ist anzumerken, wie viel Sorge und Liebe sie in den letzten Jahren in diese Fragen und ihre persönlichen Antworten gesteckt hat. »Was heißt Würde?« fragt sie und antwortet sogleich:: »Er weiß es nicht mehr.«

»Aber er spürt, da bin ich mir ganz sicher, die Achtung und den Respekt, den man ihm entgegenbringt. Und es ist nichts Ehrenrühriges, ihm Windelhosen anzuziehen, in dem Sinne ist er einfach alt. Und er leidet darunter ja nicht. Er kann Schmerz empfinden, aber er kann sich auch freuen. Er freut sich heute über Dinge, die er früher als primitiv, nicht zu seiner Welt gehörig abgetan hätte«.

Und sie beschreibt seine seltenen, mühsamen, langsamen Wege durch den Supermarkt. Da schiebe er dann den Einkaufswagen, das mache ihm Spaß. Ganz Tübingen habe sich darüber aufgeregt: Wie könne die Frau ihren Mann nur so bloßstellen? »Mir ist das egal. Ich habe gespürt, wie er das Angesprochenwerden genießt, und wenn er am Fleischstand ein Leberkäsweckle kriegt, dann freut ihn das! Mir schneidet das ins Herz. Ihm aber tut der Leberkäs' gut.«

Nicht nur überragende Intelligenz, auch ungewöhnliche Stärke zeichnet diese Frau aus, von der Walter Jens einmal sagte, »… ohne sie bin ich nichts.« Wüsste er um seinen aktuellen Zustand, um wie viel mehr müsste er es wiederholen.

»Das Sterben ist grausam, ein solches Leben erst recht«, heißt der Schlusssatz in einem Kommentar von Willi Winkler in der *Süddeutschen Zetung*[4]. Auf den ersten Blick mag man nicken. Aber stimmt das denn? Oder erlebt hier ein alter kranker Mann die Gnade, mit kreatürlicher Liebe, voller Respekt und Achtung vor seinem Menschsein versorgt und gepflegt zu werden wie leider nur wenige in hilfsbedürftigen Lebenslagen, insbesondere im Alter?

Und offenkundig leidet er die meiste Zeit über wohl weniger als die Menschen, die diesen Dienst an ihm tun. Grausam mag vielmehr der Blick des Betrachters erscheinen, der schlussfolgern könnte: Besser wäre es, er lebte nicht mehr.

Aber: »Er ist nicht so unglücklich, nicht so voller Schmerzen, dass man ihm zum Sterben verhelfen sollte«, zitiert der *STERN* Inge Jens. Sie berichtet, dass sie darum bete, dass er eines Morgens nicht mehr aufwache. Und ein inniger Wunsch: dass er an einem Infarkt, einem Schlag, was immer es ist, schnell stirbt, ohne es richtig zu bemerken.

Mit dieser Vorstellung ist sie ganz bei seinen Wünschen, so wie er sie vor Jahren[5] äußerte: »Ein sanftes Ende, erfüllt von menschlicher Würde, und kein erbärmliches Krepieren. Das ist meine Hoffnung. Wir könnten doch alle gelassener sein, wenn uns an diesem Tag ein Arzt mit einer Spritze zur Seite stünde, ein Arzt wie Dr. Max Schur hülfe, der Sigmund Freud zur Seite stand.« Und weiter meint er, besonders Kurt Martis großer Wunsch spreche ihn an: »Dass der Tod uns einst treffe, plötzlich und sanft, von einer Sekunde zur anderen. Leichter, behender, wie Gemsen im Fels, wie Fische im Meer, ließe sich leben, wüssten wir diesen Wunsch uns gewährt.«

Damit ist er nahe an der Auffassung des englischen Rechtsphilosophen Richard Dworkin.[6] Dieser argumentiert, dass es Menschen, die über ihren eigenen Tod bestimmen wollen, nicht nur darum gehe, Schmerzen und Beschwerden zu vermeiden, sondern vielmehr darum, dass »... ihr Sterben nicht den Charakter ihres ganzen Lebens zerstört, dass die letzte Phase nicht ihren innersten Überzeugungen von dem widerspricht, was es für sie heißt, ein sinnvolles, wertvolles Leben zu führen.« Dworkin plädiert daher für solche Menschen, etwa im Falle fortgeschrittener Alzheimer-Erkrankung, für Behandlungverzicht, wenn eine zusätzliche, möglicherweise gut heilbare Krankheit hinzukomme, und er dies in gesunden Zeiten eindeutig verfügt habe.

Ein fächerübergreifendes Thema

Wer der Geschichte bis hierher gefolgt ist, hält bereits das Ende vom Faden der Ariadne in der Hand, der durch die Komplexität des Themas »Sterbebegleitung – Sterbehilfe« führt. In den Kammern, die zu ergründen und zu durchschreiten sind, stecken unterschiedliche Wissensgebiete und Kriterien für komplizierte Entscheidungen zum Leben- oder Sterben-Lassen: Religion, Philosophie, Ethik, Pflegewissenschaften, Medizin in vielen Varianten, bis hin zu Schmerz- und Palliativmedizin, nicht zuletzt auch Strafrecht, Grundrechte, Menschenrechte – aber auch Fragen der Gesundheits-Ökonomie. Und nicht zuletzt die Frage nach dem Gewissen.

Den Begriff »Gewissensfrage« definiert der Duden als eine »unabweisbare schwierige Frage, die persönlich entschieden werden muss«. Das gilt also auch für aktuell virulente Fragen wie die nach aktiver Sterbehilfe, einmal abgesehen davon, dass sie in Deutschland gesetzlich verboten ist.

Wer entscheiden will, nach bestem Gewissen und ohne Stammtisch-Parolen, braucht umfassende gute Informationen, auch über Hintergründe und Meinungen – etwa von Ärzten, Klinikseelsorgern, aus Hospizen und Palliativmedizin, Politik und Rechtswissenschaften, Medien, Demoskopie, bis hin zu den Positionen der christlichen Kirchen, und über ein unvermeidliches Kapitel der deutschen Geschichte.

3 Was Menschen Angst macht – Überbehandlung, Unterversorgung, Einsamkeit

An der Kloster- und Wallfahrtskirche Andechs bei Starnberg zeigt eine große Sonnenuhr die Zeit. Umrahmt ist sie von den zwölf Tierkreiszeichen. Unter den Stundenziffern halten ein Engel und der Tod in Skelettgestalt ein Spruchband mit der Aufschrift »Una ex hisce morieris«: In einer von diesen (Stunden) wirst du sterben – ein memento mori, Erinnerung an die Sterblichkeit jedes Betrachters, Zeichen einer offenbar längst vergangenem Zeit.

In Klöstern war es früher üblich, dass die Mönche vor dem Einschlafen die Kapuze über den Kopf stülpten, die Hände um das Kreuz falteten und sich vorstellten, sie lägen bereits im Sarg. Was uns heute vielleicht makaber erscheint, sollte an den tiefen Sinn erinnern, das erwartete Einschlafen könne möglicherweise endgültig sein – eine Vorerfahrung sozusagen vom Sterben. Davon sind wir in einer zunehmend säkularisierten Welt weit entfernt. Aber nach wie vor gilt, dass der Mensch das einzige Lebewesen ist, das um seinen Tod weiß und darüber nachdenken kann.

Dieses Wissen, so der Schweizer Bischof Kurt Koch[7], macht einen wichtigen Teil der menschlichen Würde aus. Der Dichter Erich Fried, so der Bischof, habe den Menschen so umschrieben: »Ein Hund, der stirbt, und der weiß, dass er stirbt, und der sagen kann, dass er weiß, dass er stirbt, ist ein Mensch.« Denn der Mensch stirbt nicht einfach, sondern weiß darum, und weiß auch, dass er sich deshalb zu seinem eigenen Sterben verhalten muss.

Tun wir das – und wenn ja, wie? Tausende Tote in den Medien, tägliche Gewalt im Fernsehen werden uns nahe gebracht. Aber sie kommen uns nur selten wirklich nahe.

Dazu der Philosoph Robert Spaemann: »Es ist ja wahr, dass das Sterben in unserem Land seit langem menschenunwürdig geworden ist. Es findet immer häufiger in Kliniken statt, also in Häusern, die eigentlich nicht fürs Sterben, sondern fürs Geheiltwerden da sind. In der Klinik wird naturgemäß ständig gegen den Tod gekämpft. Nachdem kranke oder alte Menschen auf alle Art zum Leben gezwungen wurden, bleibt ihnen keine Zeit und kein angemessener Raum mehr, das ›Zeitliche zu segnen‹. Sterberituale verkümmern. Angehörige verdrücken sich, wenn es ernst wird.«

Jährlich sind in Deutschland über 10 000 Menschen – doppelt so viele wie Verkehrstote – nach Suizid zu beklagen, darunter fast die Hälfte – 40 Prozent – im Alter ab 60 Jahre. Nicht, weil sie »unbedingt sterben«, sondern vor allem weil sie »so nicht mehr leben« wollen; das haben Geriatrie-Experten festgestellt.

Kaum jemand stirbt zu Hause

Jedes Jahr sterben in Deutschland ca. 850 000 Menschen – davon 500 000 in Krankenhäusern und Kliniken, etwa 170 000 in Alten- und Pflegeheimen, knapp 10 Prozent zu Hause. Im Jahr 2007 wurden 3,1 Prozent, das sind 25 700 Menschen, durch einen ambulanten ehrenamtlichen Hospizdienst begleitet, 1,7 Prozent (14 339) durch ambulanten ehrenamtlichen Hospizdienst im Pflegeheim, 1,4 Prozent (11 692) durch Hospizdienste im Krankenhaus. Auf Palliativstationen mit Palliative-Care-Versorgung starben 4,1 Prozent (33 306) und nur der kleinste Anteil, 2,2 Prozent (18 391), in stationären Hospizen.

Noch vor gut 100 Jahren war es bei uns so ähnlich wie heute in der Ukraine: Die allermeisten Menschen – 80 Prozent – starben in ihrer Wohnung. Damit führt die Ukraine im europäischen Vergleich die Liste mit häuslicher Pflege und Sterben zu Hause an.

In alphabetischer Reihenfolge sieht sie so aus:[8]

- In Dänemark befand sich 1996 knapp die Hälfte der Menschen am Lebensende in Krankenhäusern, knapp ein Viertel in Pflegeheimen, 22,2 Prozent zu Hause und 3,6 Prozent in anderen Einrichtungen.
- In England und Wales starben im Jahr 2000 67 Prozent der Menschen in Krankenhäusern, 21 Prozent in Pflegeheimen und 19 Prozent zu Hause. Krebspatienten starben zu 25 Prozent zu Hause, 50 Prozent in Akutkrankenhäusern, 18 Prozent in Hospizen und 7 Prozent in anderen Institutionen.
- In Frankreich sterben 70 Prozent der Menschen im Krankenhaus oder im Heim und 30 Prozent zu Hause. Auch in Italien sterben 70 Prozent der Menschen in einer Institution.
- In den Niederlanden starben im Jahr 2000 über 140 000 Menschen, 40 000 davon an Krebs. Von letzteren starben 65 Prozent zu Hause, 25 Prozent im Krankenhaus und 6 Prozent in einem Pflege- oder Altenheim.
- In Norwegen sterben etwa 15 Prozent der Menschen zu je 40 Prozent im Krankenhaus oder im Pflegeheim. Bei Krebspatienten erhöht sich der Anteil im Krankenhaus auf 55 Prozent.
- 2001 starben 70 Prozent der Österreicher in Pflegeheimen, während 27 Prozent ihre letzten Tage in vertrauter Umgebung verbrachten.
- Polnische Krebspatienten starben im Jahr 2002 zu mehr

als 55 Prozent in Krankenhäusern, 12 Prozent in Hospizen und 30 Prozent betreut von Hospizdiensten und palliative-Care-Einrichtungen zu Hause.

»Wenn die Angehörigen nicht den Mut haben, ihre todkranken Angehörigen zu Hause bis zum Ende zu begleiten, und der Patient kommt in die Klinik, müssen wir die ganze Apparatur anlaufen lassen«, entgegnete ein Arzt einmal auf die Frage, ob »… denn am Schluss noch so viele Leben verlängernde Maßnahmen ergriffen werden müssten«. Zunehmend beschäftigt sich die Sorge vieler Menschen mit diesem »Zuviel« – und mindestens genau so sehr mit dem »Zuwenig« an Pflege und Zuwendung in Alten- und Pflegeheimen. Bei Überprüfungen traten in jedem zehnten Fall – also bei rund 70 000 meist alten Menschen – Pflegemängel bei gleichzeitig hohen Kosten zutage. Überlastete Pflegekräfte gehören zum Heim-Alltag. Gesundheitsministerin Ulla Schmidt (SPD) will mehr Kontrolle für Pflegeheime; etlichen von ihnen drohen Aufnahmestopps und Schließungen. Wirksamer jedoch dürfte die Zusage von 21 000 neuen Pflegestellen sein.[9]

Immerhin einige Verbesserungen in den Pflegeleistungen finden Schwer- und Schwerstkranke und ihre Angehörigen durch die Erleichterungen im neuen Pflege-Weiterentwicklungsgesetz des Bundesgesundheitsministeriums, das zum 1. August 2008 in Kraft trat.[10] Das neue Pflegegesetz steht auch Pate für folgende Idee, über deren Qualität sich streiten lässt:

Die Bundesagentur für Arbeit (BA) will offenbar mehrere tausend Langzeitarbeitslose in Pflegeheime vermitteln. Dort sollen sie sich um Alzheimer- und altersverwirrte Bewohner kümmern. Für je 25 Patienten darf ein Heim künftig eine solche zusätzliche Kraft einstellen. Diese Mitarbeiter und Mitarbeiterinnen sollen »eine positive Haltung gegenüber kranken, behinderten und alten Menschen haben«, sie sollten teamfähig und zuverlässig sein. Aber als Qualifikation ist nur an 160 Stunden Schulung gedacht. Fachleute aus Behindertenverbänden sprechen von »zynischem Aktionismus«.[11]

Kuscheln mit dem Roboter?

Wie könnte Abhilfe sonst noch aussehen? Eine bitter-skurrile Vision:

Im Halbjahresprogramm der Evangelischen Akademie Loccum wurde für den 1. und 2. Oktober 2008 eine Tagung über Roboter angekündigt: »Die Roboter kommen. Sie ziehen als Spielzeug-, Pflege- und Zuwendungsroboter in Kinderzimmer, Krankenhaus und Altenheim ein. Wer das für Science Fiction und Forscherphantasien hält, ist nicht up to date. Aibo, Pleo und weitere Roboterkollegen sind schon da. Auch in deutschen Seniorenheimen kuscheln alte Menschen bereits mit Robotern …«

Kein Zufall vielleicht, dass einer der kämpferischsten Streiter für bessere Heimpflege, Claus Fussek, nach jahrzehntelanger intimer Kenntnis der Heimverhältnisse, selbst Mitglied der Deutschen Gesellschaft für Humanes Sterben ist. Ein Zeichen seiner Hoffnungslosigkeit – Sterbehilfe als Pflege-Lösung?

»An der Schwelle einer Gesellschaft, die mit existenziellen Zumutungen ganz neuer Art zu tun haben wird, so schreibt Frank Schirrmacher *(FAZ)*[12], ist Kuschs Aktion, die sich den Anschein der Autonomie gibt, ein Angriff auf die Lebenden selbst. Wie wird Altern in einer Gesellschaft erlebt, die das hohe Alter zunehmend als ökonomische Last begreift?« Und weiter: »Nicht zufällig haben vor einigen Jahren Ärzte mit Blick auf die Niederlande eine Untersuchung veröffentlicht, die den Titel trägt: ›Kostenersparnisse im Gesundheitssystem durch ärztlich begleiteten Selbstmord‹. Ihr Ergebnis (1998): ›Obgleich die Summe, die durch die Legalisierung des ärztlich begleiteten Selbstmordes gespart werden könnte, vergleichsweise gering ist, befürchten wir, dass der Preiswettbewerb im Gesundheitswesen dazu führen könnte, diese Praxis auszuweiten.‹«[13]

Zeitbombe Depression

Alarmierend klingen in diesem Zusammenhang jüngste Statistiken der Weltgesundheitsorganisation (WHO) wie auch großer deutscher Krankenkassen (2008). Sie sprechen einhellig von einer weltweiten »gesellschaftlichen und wirtschaftlichen Zeitbombe« – gemeint ist das Krankheitsbild der Depression.[14] Allein in Deutschland sollen 4 Millionen Menschen wegen Depression behandlungsbedürftig sein. Die Krankenkassen melden steigende Zahlen von Krankheitstagen – die DAK verzeichnete zwischen 2002 und 2004 sogar 41 Prozent.

Antidepressiva sind hilfreich, aber zu wenige Betroffene lassen sich rechtzeitig behandeln. Und zu wenige Patienten erhalten frühzeitig die richtige Diagnose mit der Chance, dass man frühzeitig eingreifen kann. Pharmahersteller rechnen bis zum Jahr 2010 mit Umsätzen von rund 26 Milliarden Dollar, im Jahr 2000 waren es noch 13 Milliarden.

Alarmierend kommt in der Sterbehilfe-Debatte hinzu: erstmals 2004 schloss die niederländische Staatsanwaltschaft nicht aus, dass Demenz als Grund für aktive Sterbehilfe akzeptiert wird. Voraussetzung für Sterbehilfe in den Niederlanden ist »unerträgliches Leiden« des Patienten und dass er eindeutig seinen Willen bekundet hat. »Wer will bestimmen, was unerträgliches Leiden ist? Wie verwirrt darf ein Patient denn höchstens sein, wenn er sagt, dass er getötet werden will?« fragt Eugen Brysch, Geschäftsführender Vorstand der Deutschen Hospiz-Stiftung.[15]

Das belgische Gesetz zur aktiven Sterbehilfe ist zusammen mit dem niederländischen das liberalste in Europa. Auch dort können Patientinnen und Patienten, die einem »dauernden und unerträglichen Leiden« ausgesetzt sind, von einem Arzt Hilfe beim Sterben verlangen.

4 Die Selbstbestimmungs-Falle

Autonomie – das zentrale Argument der Sterbehilfedebatte

Gerade im Umgang mit Sterbenden besteht eine besondere Schutz- und Fürsorgepflicht der Gesundheitsfürsorge und des demokratischen Staates für seine Bürger. Diese Fürsorgepflicht hat Vorrang vor einer mitunter falsch verstandenen Selbstbestimmungsgläubigkeit, wenn der »autonom sterbende Patient« nicht zu einem sowohl einsamen und verlassenen als auch unbehandelten und unversorgten Menschen werden soll. Für die Deutsche Gesellschaft für Psychiatrie, Psychotherapie und Nervenheilkunde (DGPPN) widerspricht »Tötung auf Verlangen« dem beruflichen Selbstverständnis der Ärzte und wird, nicht zuletzt vor dem Hintergrund der deutschen Euthanasie-Geschichte, abgelehnt.

Thomas Nesseler, Presse- und Öffentlichkeitsarbeit DGPPN, am 27. Juli 2006 in einer kritischen Stellungnahme zum Deutschen Ethikrat

Dieser hatte in seinem Positionspapier dafür plädiert, in ganz besonders gravierenden Fällen eine Beihilfe zur Selbsttötung zu erlauben.

Mitglied im Deutschen Ethikrat ist auch der Mannheimer Medizinrechtler Jochen Taupitz. In einem Interview der Mannheimer Universitätszeitschrift *Forum* (3/2008)[16] spricht er sich für eine gesetzgeberische Lösung aus, die dem Strafrechts-Paragraphen 218 ähnelt: Für ein Verbot der aktiven Sterbehilfe sprechen, so Taupitz, gute Gründe. Im Einzelfall sollte aber von Strafe abgesehen werden können,

»wenn der Täter wirklich in einem Gewissenskonflikt gestanden hat«.

Nach Ansicht des Rechtswissenschaftlers ist Ethik oft zwiespältig. Eine Zulassung der aktiven Sterbehilfe könnte zwar denen helfen, die sich von unerträglichen Leid befreien wollten, sich aber nicht selbst töten könnten. Aktive Sterbehilfe berge aber auch ein hohes Risiko des Missbrauchs: »Es ist ja äußerst schwer zu ermitteln, ob derjenige, der durch fremde Hand gestorben ist, dies auch wirklich wollte.«

Die Debatte bleibt oft ungenau

Auch wenn dies ein deutlicher Wink in Richtung Patientenverfügung sein sollte, hilft es nicht aus dem Dilemma.

Wo in der Bevölkerung die Debatte um Sterbehilfe geführt wird, ist sie zwangsläufig meist ungenau. Bunt gemischt geraten Begriffe wie Sterbebegleitung und Sterbehilfe in die Diskussion. Die meisten Menschen sind Laien; Verwechslungen von aktiver, passiver und indirekter Sterbehilfe sind an der Tagesordnung. Oft findet sich trotz unzureichender Information erstaunlich viel Entschiedenheit. Aber eines ist sicher:

Als erstes ist meist von Selbstbestimmung die Rede, von dem dringenden Wunsch, die letzten Lebenstage möglichst in eigener Regie zu gestalten. Denn groß ist die Angst, in den letzten Stunden des Lebens anderen Menschen ausgeliefert zu sein: den Ärzten oder Pflegern, der Apparatemedizin, starken Schmerzen, einer unsinnigen und vielleicht qualvollen Lebensverlängerung, mit Antibiotika-Gaben, Kreislaufunterstützung, Transplantationen, Transfusionen, mit noch einer Chemotherapie und noch einer Operation, der PEG-Magensonde, deren Einsatz erst seit 15 Jahren möglich ist, die jedoch aus Gründen der Pflege-Erleichterung in neuester Zeit viel zu häufig auf Dauer gelegt wird – und vieles andere mehr.

»Die ganze Quälerei ersparen« wollen sich viele Deutsche. Ihr Argument: »Bevor ich noch lange sinnlos leide, mache ich Schluss.« Ihre Zahl schwankt, je nach Auftraggeber der Umfrage, zwischen einem und zwei Drittel der Befragten. Angst, die größer ist als jede andere Sorge, spricht daraus: Angst vor dem eigenen Verfall und der Hilflosigkeit, Angst vor allem: Angehörigen oder Freunden zur Last zu fallen, Angst, zu einem unbestimmbaren Zeitpunkt vielleicht allein in den Tod gehen zu müssen, ohne darauf vorbereitet zu sein. Groß ist vor allem auch die Angst, einer immer leistungsfähigeren, aber auch immer undurchsichtigeren Medizin zum Zweck der Lebensverlängerung oder vielleicht sogar der Forschung ausgeliefert zu sein. Berichte von wahrhaft elenden Heimen, miserabler Versorgung, Pflegenotstand sprechen sich schnell herum. Fast sieht es so aus, als hätten es sogar die – durchaus vorhandenen – positiven Beispiele schwer, sich dagegen durchzusetzen.

Da kommt der Autonomiebegriff gerade recht: eine Stärkung der Selbstbestimmung gegenüber dem so genannten Paternalismus, der »väterlichen Fürsorge«. Im Jahr 2003 verfügte der Bundesgerichtshof in einem höchstrichterlichen Urteil, dass dem Patientenwillen eindeutig Vorrang einzuräumen sei gegenüber der ärztlichen Entscheidung.

Autonomie – das heißt: Selbstbestimmung am Ende des Lebens – das denkt und sagt sich leicht, klingt edel, hilfreich und gut, scheint ein probates Gegenmittel gegen Fremdbestimmung zu sein, wie sie sich früher im so genannten Paternalismus vieler Ärzte ausdrückte. Denn etliche Fälle kennt fast jeder, Fälle, in denen erlöschendes Leben über Gebühr, letztlich ohne Sinn und Verstand, verlängert wurde. Da ist die Angst, als Patient oder Angehöriger ein möglicherweise schweres, vielleicht auch langes Leiden zu erdulden oder zu begleiten. Da ist der Wunsch – oder die Forderung, das eigene Lebensende selbst zu bestimmen – und jemanden zu veranlassen, diesen tödlichen Wunsch zu erfüllen – mit dem Giftbecher, der Spritze mit dem überdosierten Medikament, dem Behandlungsabbruch, dem Verhungern- oder Verdurstenlassen.

Wer kennt konkret die Zukunft?

Selbstbestimmung am Ende des Lebens fordern die meisten Menschen jedoch oft in einer Lebensphase, in der sie noch gesund, im Vollbesitz ihrer geistigen und körperlichen Kräfte sind. Wer weiß denn schon, wie viel Kraft zur Selbstbestimmung noch vorhanden ist, wenn es wirklich ernst wird am Lebensende? Wer weiß denn, was dann als »würdiges Ende« betrachtet wird? Und wie selbstbestimmt ist ein Tod, den ein Mediziner – unbekannt, unvertraut – dem Sterbewilligen angedeihen lassen kann?

»Wie viel ›Selbst‹ steckt denn eigentlich in dem vermeintlich selbstbestimmt getroffenen Sterbeentschluss eines Schwerkranken?«, fragt der Tübinger Moraltheologe Prof. Dr. Dietmar Mieth und hebt mit Recht hervor, dass der Kranke »nur scheinbar befreit ist, wenn er alle Kontexte und personalen Betroffenheiten auf sich allein nehmen muss.«[17] Tatsächlich wird dem Sterbenskranken, der sich vor allem nach Gemeinschaft sehnt, damit eine Einsamkeit zugemutet, die ihn endgültig erdrücken muss. »Das Angebot hilft zur Ausbreitung des Notstandes«, kommentiert Mieth. In der Tat ist die Sterbehilfe-Debatte auch eine Debatte um die richtigen Begriffe.

So werde etwa ein illusionärer Freiheitsbegriff gegen die realen Abhängigkeiten ausgespielt, vor allem bei Kranken. Weil »Freiheit und Selbstbestimmung kontextlos und abstrakt gedacht werden, medizinische und pflegerische Maßnahmen dagegen als konkrete und angreifbare Handlungen in den Blick kommen«, wird es nach Mieths Worten möglich, »Vorstellungen von Zwang und Abhängigkeit nur auf der Ebene solcher anschaulicher Handlungen zu provozieren. Selbstbestimmung wird hingegen von weiteren Kontexten und Kriterien befreit, d. h. als Idealbild eingeführt.«

Diese Haltung, so warnt Mieth, führe in aller Regel kaum je zur Begründung zusätzlicher Leistungen für Kranke, sondern mehr dazu, den Verzicht auf Leben verlängernde, zumeist kostenintensive Maßnahmen nahe zu legen. So könne der Patient, der mit seinem Sterbewunsch die Unabhängigkeit von Leid und Elend sucht, ohne es zu merken »in der Abhängigkeit von deren Instrumentalisierung unter den Bedingungen der Kostensenkung« landen; so wird unter der Hand, leise und fast unmerklich, der Autonomiebegriff gewendet: »Nicht der bestellbare und verfügbare Tod ist unter dem ökonomischen Diktat einer alternden Gesellschaft eine Frage der Autonomie: Das Leben ist es. Denn Alternde, die sich zunehmend als ökonomische Last begreifen, als Last für ihre Familie und die Gesellschaft, in der sie leben, haben in einer Gesellschaft, die den Selbstmord legitimiert und unterstützt, den absoluten Schutz verloren. Vorauseilender Gehorsam, selbst aufopfernder Tod – das sind Begriffe, die in den letzten Jahrzehnten keine Rolle mehr spielten, werden in den Köpfen und im moralischen Diskurs der Gesellschaft zu ungeheuren Waffen.«[18]

Ärzte aus der Praxis wissen das.

Der Medizin-Professor Linus Geisler, fast drei Jahrzehnte Chefarzt der Inneren Abteilung des St. Barbara-Hospitals Gladbeck und jahrelang Sachverständiger der Enquete-Kommission »Recht und Ethik der modernen Medizin«: »Eine sich fürsorglich gebende Wissenschaft schiebt unentwegt den Todestag auf, bis wir schließlich glauben sollen, dass es ihn gar nicht mehr gibt. Andererseits wird eine detailfanatische juristische Organisation des Sterbens kultiviert. Die Planung des Unplanbaren wird propagiert und versucht, die Inszenierung des Schlussaktes mit dem Rücken zum Regisseur zu vollziehen. Immer neue Richtlinien werden entworfen, statt Antwort zu suchen auf die Frage nach dem Wesentlichen. Was Sterbende sich wünschen, ist ein ›guter Tod‹. Was ihnen immer drängender als Lösung geboten wird, ist der schnelle Tod von fremder Hand. Grenzverschiebungen werden unübersehbar: hier der Arzt als empathischer und kompetenter Begleiter – dort der zu aktiver Tötung bereite Arzt.«[19] Und der erfahrene Medizinprofessor fügt hinzu: »Natürlich weiß auch ich nach 45 Jahren klinischer Medizin nicht, wie ich mich im Sterben verhalten werde. Ziemlich sicher bin ich mir heute nur, dass der letzte Arzt, dem ich in die Augen sehen möchte, kein Henker in Weiß sein sollte.«

5 Die alternde Gesellschaft und die Medizin

Wie die demographische Entwicklung die Gesundheitsökonomie beeinflusst

Wir haben ein demografisches Problem, da muss man mal offen drüber reden. Wir hatten früher eine Alterspyramide: an der Spitze wenige alte Menschen, und dann steht die Pyramide auf einem Fundament von jungen Menschen, das ist sehr breit, eben eine Pyramide. Haben Sie die Grafik neulich noch mal gesehen? Da ist jetzt oben schon so'n Knubbel an der Spitze, das sind die über 100-Jährigen, das ist die am schnellsten wachsende Bevölkerungsgruppe überhaupt – manche sagen, das sind die einzigen, die sich überhaupt noch vermehren. Da haben Sie oben den kleinen Knubbel, und dann kommen noch zwei dickere, und dann wird der Stamm immer dünner. Wenn die Spitze schon so breit ist, wie breit muss das Fundament werden, damit das 'ne Pyramide wird? … Wenn Sie aus so was wieder 'ne Pyramide machen wollen, dann müssen Sie oben ein bisschen beischneiden, da hilft nix. Fragen Sie mal Ihren Gärtner – da kommen Sie sonst nie mehr bei!

Volker Pispers

Der Beihilfe zum Sterben steht in Deutschland bislang noch einiges entgegen: ärztliches Standesethos nach dem Hippokratischen Eid, Tötungsverbot des Strafgesetzes, nicht zu vergessen – wörtlich zu nehmen – die deutsche Euthanasiegeschichte. Aus den Zehn Geboten ist das Fünfte Gebot »Du sollst nicht töten« Umfragen zufolge das bekannteste. Trotzdem gibt es immer wieder Bestrebungen in Gruppierungen aus Politik und Gesellschaft, den Euthanasiebegriff (Euthanasie, ursprünglich schöner Tod) auf Umwegen durch die Hintertür neu zu beleben, Überlegungen, die gerade bei knappen (Pflege)Kassen zu Besorgnis Anlass geben. Wo ein Thema schwelt wie seit über einem Jahrzehnt die Sterbehilfe, genügt manchmal ein anhaltender Wind, um aus dem Fünkchen eine Flamme werden zu lassen, aus der Flamme womöglich einen Flächenbrand.

Dazu tragen Pflegenotstand und demografische Entwicklungen – also gesundheits-ökonomische Erwägungen – bei, ebenso wie gewandelte Vorstellungen von einstiger Heiligkeit des Lebens (sanctity of life) gegenüber aktueller »Lebensqualität« (quality of life).

Nach einer Studie des Freiburger Universitäts-Forschungszentrums »Generationenverträge« sollen »im schlimmsten Fall« bis zum Jahr 2060 an die 7 Millionen Menschen auf Pflege angewiesen sein. Mit mindestens 4 Millionen müsste man sicher rechnen – auch das wäre bereits eine Verdoppelung der Zahl von heute 2 Millionen Pflegebedürftigen. Die Lebenserwartung dürfte um fünf Jahre zunehmen, beispielsweise Frauen dürften durchschnittlich 89 Jahre alt werden. Grundannahme ist, dass die Wahrscheinlichkeit, pflegebedürftig zu werden, mit zunehmendem Alter drastisch steigt. Je mehr ältere Menschen es gibt, desto mehr Pflegebedürftige gibt es demnach auch – und unter ihnen eine ebenfalls wachsende Zahl von Demenzkranken. Hier rechnet die Statistik mit einem Anwachsen von knapp einer Million (2002) auf gut 2 Millionen (2050).[20]

65 bis 85 Prozent aller Kranken mit fortgeschrittener Demenz verbringen ihre letzte Lebenszeit in einem Heim. Nur rund 25 Prozent der Demenzkranken können in Privathaushalten versorgt werden.

Durchschnittlich vier Jahre Pflege

Der letzte Lebensabschnitt – so teilen die Krankenkassen mit – ist der teuerste.

Derzeit wird ein heute über 65jähriger Mensch bis zu seinem Lebensende durchschnittlich knapp vier Jahre lang gepflegt. Sollte sich diese Pflegedauer beispielsweise durch bessere medizinische Versorgung verlängern, dann würde auch die Zahl der Pflegebedürftigen insgesamt steigen.

Die Studie verweist auf das Beispiel der AIDS-Kranken, bei denen bessere Medikamente dazu geführt haben, dass sie länger leben – und damit aber auch länger gepflegt werden müssen.[21] Damit steigt der Druck auf Pflegebedürftige, sich »freiwillig« aus dem Leben zu entfernen.

Gerhard Pott, Chefarzt, geht in seinem Buch[22] *Ethik am Lebensende* sogar so weit, den alten Menschen aufzufordern, »… in der noch kognitiv klaren Phase seiner letzten Jahre zu überlegen, welche Leben verlängernden Maßnahmen der gegebenenfalls für sich haben möchte und welche nicht«. Sonst werde man bei weiter zunehmendem Verbrauch von medizinischen Ressourcen am Lebensende in 25 Jahren eine Euthanasie aus volkswirtschaftlicher Notwendigkeit erzwingen müssen. Frank Schirrmacher[23] zitiert den Kulturhistoriker Wolfgang Schivelbusch, der angesichts der alternden Gesellschaft voraussah, dass aus der »Angleichung der Ethik und der Psychologie an den Stand der medizinischen Technik« womöglich ein »Imperativ des Sterbens« werden könne – wie folgt: »Denkbar ist, dass der Appell zum süßen und ehrenvollen Sterben einmal anstatt militärisch an die Jugend gerontologisch an die Alten gerichtet und – sofern genügend sozialer und moralischer Druck vorhanden ist – ähnlich konformistisch befolgt werden könnte wie 1914.«

Ebenso haben Fortschritte der Medizin und Chemie auch am Anfang des Lebens zur Verringerung von Kinder- und

Säuglingssterblichkeit geführt, Intensivmedizin und verbessertes Rettungswesen so manches Leben verlängert, wenn auch nicht selten um den Preis anhaltender Pflegebedürftigkeit.

Unwort des Jahres 1998 war der Begriff »sozialverträgliches Frühableben«, das der ehemalige Ärztekammer-Präsident Karsten Vilmar in die Debatte geworfen hatte. Ironisch gemeint, natürlich, so wird interpretiert – aber der volle Wortlaut von Vilmars Äußerung im NDR-Interview von 1998 lässt doch auch zynische Deutungen zu im Hinblick auf die »zählebigen« Alten ... und wir müssen insgesamt überlegen, ob diese Zählebigkeit anhalten kann oder ob wir das sozialverträgliche Frühableben fördern müssen«.[24] Und Wikipedia, das Online-Lexikon, führt den Begriff »Frühableben« auf den Sprachgebrauch des NS-Regimes zur Kranken-Euthanasie im Dritten Reich in der T4-Aktion zurück.

Bereits Anfang der neunziger Jahre sagte der amerikanische Gesundheitsminister in einer mittlerweile legendären Rede: »Der teuerste Tag Ihres Lebens ist der Tag, an dem Sie sterben werden. Wir geben 14 Dollar unserer Gelder für Ältere aus, aber nur einen Dollar für jedes Kind. An die 70 bis 90 Prozent werden auf die letzten Monate des Lebens verwendet.«

Wo solche Gedanken im 21. Jahrhundert enden können, führt der schwedische Autor Carl-Henning Wijkmark[25] in seinem Buch *Der moderne Tod – vom Ende der Humanität* in Form einer »ernsten Satire« vor.

Im Januar 2005 stellte die *Frankfurter Allgemeine Zeitung* diese Satire in einem Beitrag von Hans Magnus Enzensberger vor. Hier soll es darum gehen, durch psychologische Beeinflussung die Alten dahin zu bringen, dass sie – etwa ab 70 und bei nachlassenden Kräften und einsetzenden Alterskrankheiten – freiwillig sterben: »Du hast dein Leben gehabt, Du hast das Deine getan, wir anderen hoffen, Du bist zufrieden. Auf alle Fälle, vielen Dank. Und solltest Du Deinerseits der Gesellschaft danken wollen für das, was sie für Dich getan hat, so weißt Du ja, was Du tun kannst. Nicht? O doch. Genau das. Es ist einfach, wie das Einschlafen nach einem langen Arbeitstag. Ruf die Sozialverwaltung an und lass Dich mit der Altenzentrale verbinden. Wir erwarten Dich, Du bist uns willkommen. Warte nicht zu lang.«

Papst Benedikt: Die »Kultur des Todes« erreicht Senioren

Mit großer Sorge verfolgt Papst Benedikt XVI. die Bestrebungen zur Ausweitung der Euthanasie. »Die ›Kultur des Todes‹ schreitet voran, und sie hat auch die dritte Lebensphase erreicht«, sagte er im April 2008 vor dem Päpstlichen Familienrat im Vatikan.

Mit wachsendem Druck werde Euthanasie als »Lösung zur Bereinigung schwieriger Situationen« propagiert, beklagte er. Kirche und Christen müssten mit Nachdruck auf alles reagieren, »was die Gesellschaft entmenschlicht«.

Die wirtschaftliche und soziale Entwicklung habe das Leben von Familien tiefgreifend verändert, sagte der Papst. Die ältere Generation, vor allem die Großeltern, fänden sich oft in einer Art »Parkzone« wieder. Nicht wenige alte Menschen fühlten sich als Belastung für die Familie und zögen es daher vor, lieber allein im Altenheim zu wohnen – samt den damit verbundenen Konsequenzen. Wenn ältere Menschen tatsächlich eine »wertvolle Ressource« für die Gesellschaft bildeten, müssten diese Kapazitäten für das Gemeinwohl erschlossen und genutzt werden.

6 Das Ableben

Versprochen war humanes Sterben – nicht Schmerz und Qual

In einer Umfrage bei von Berufs wegen neugierigen Menschen wurde auch der Ex-Geheimagent Werner Mauss gefragt: »Bei wem würden Sie gern mal lauschen?« Seine Antwort: »Bei einer Sterbehilfeorganisation. Ihre Todesengel arbeiten grundsätzlich in einer Grauzone, konspirativ und unkontrolliert durch den Staat, oftmals im Interesse einer Bereicherung. Bekannte Kriminologen haben mir versichert: Wenn alle Toten eines perfekten Mordes ein Licht auf ihr Grab stellen könnten, wären unsere Friedhöfe hell erleuchtet.«

Welt am Sonntag, 9. April 2000

Barbara Rütting, Schauspielerin, Tierschützerin, Bhagwan-Anhängerin, Mitglied und Abgeordnete bei Bündnis 90/Die Grünen, Alterspräsidentin des Bayerischen Landtages, Gesundheitsberaterin (GGB), Autorin und Mitglied der Deutschen Gesellschaft für Humanes Sterben (DGHS), hielt aus Anlass des 25jährigen Bestehens der DGHS am 7. November 2005[26] eine Rede, die sie in Auszügen in ihrem Buch *Ich bin alt und das ist gut so* veröffentlicht hat.

Dabei sprach sie auch die Frage nach der Verfügungsgewalt des Menschen über sein eigenes Leben an: »Ich bin der Auffassung, dass der Mensch über sein Leben und Sterben selbst entscheiden können sollte. Wer sonst? Dennoch wird in der öffentlichen Diskussion direkt oder indirekt meist die kirchliche Dogmatik entgegen gehalten: Gott habe das Leben gegeben, nur er dürfe es nehmen.«

Dieser Ansicht waren, so betonte Barbara Rütting, in einer FORSA-Umfrage im Auftrag der DGHS im Jahr 2000 nur 17 Prozent der Befragten. Ihnen standen 34 Prozent mit der Meinung gegenüber, der Mensch sei alleiniger Besitzer seines Lebens und niemandem zur Rechenschaft verpflichtet. 42 Prozent waren der Auffassung, Gott habe dem Menschen zwar das Leben als Geschenk gegeben. Aber der Mensch könne in eigener Verantwortung darüber verfügen, d. h. auch über das Ende bestimmen.

In der ersten Hälfte ihres Lebens litt die Schauspielerin, so bekennt sie, »ständig an Todessehnsüchten und Suizidgedanken«. Auch habe sie mehrfach versucht, in den Tod zu gehen: »Einmal wäre es beinahe geglückt. In einem New Yorker Hotel, aus Liebeskummer. Alles richtig gemacht: 15 Valium geschluckt, hinuntergespült mit einer halben Flasche Whiskey – mit der Rasierklinge beide Handgelenke aufgeschnitten, nicht quer, sondern längs, wie es sich gehört – und bin dennoch nicht gestorben. Der chinesische Arzt, der meine Wundern nähte, auf meine Frage, warum nicht: ›It was not your time, madam‹ – ›Ihre Zeit ist noch nicht gekommen, Madame!‹

Ich weiß nicht, wie meine Mutter als gläubige Christin sich zur Sterbehilfe geäußert hätte – aber ich weiß, dass ich nicht so sterben will wie sie. Ich will, dass mir geholfen wird, mein Leben selbst zu beenden. Ich weiß, das klingt für viele provokant; aber dieses Recht gestehe ich ja auch meinen geliebten Haustieren zu, wenn ihr Leben unerträglich geworden ist. Und ich nehme es ebenfalls für mich in Anspruch.«[27]

Barbara Rütting ist inzwischen 81 Jahre alt. Es geht ihr gut, sicherlich besser als wohl den meisten Altersgenossinnen. Das Buch endet mit den Sätzen: »Meinen Ausspruch vor langer Zeit, ›aufs Sterben freue ich mich‹ möchte ich heute ganz gern revidieren. Es kann ruhig noch ein Weilchen dauern bis dahin. Es gibt noch so viel zu lernen – und noch so viel zu tun.«

Für eine Lockerung der strengen deutschen Gesetze zur Lebensbeendigung setzen sich verschiedene gesellschaftliche Gruppen seit Jahren mit unterschiedlich vielen Mitgliedern und unterschiedlicher Wirkmacht in der Gesellschaft sein: die Humanistische Union, der Humanistische Verband, Einzelpersönlichkeiten aus politischen Parteien, neuerlich Dignitate – ein Ableger der Schweizer Sterbehilfeorganisation Dignitas (lat.: »Würde«).

»›Dignitas‹ eröffnet den Blick auf ein Europa, das flächendeckend Sterbehilfe als eine käufliche Dienstleistung anbietet«, kommentiert Reimer Gronemeyer[28] (»Deutsche Gesellschaft für Humanes Sterben«).

DGHS heißt die größte deutsche Organisation mit mittlerweile wohl 100 000 Mitgliedern. Ihr Entstehen vor über 40 Jahren war eher unspektakulär, damals im Jahr 1976. Eine »Initiativgruppe für humanes Sterben nach Wunsch der Sterbenden« begann damals mit ihrer Arbeit unter der Federführung des »Bundes für Geistesfreiheit«; Mitunterzeichner waren die Deutsche Friedensgesellschaft/Vereinigte Kriegsdienstgegner, Humanistische Union, Jungdemokraten, Jungsozialisten in der SPD sowie die Selbstorganisation der Zivildienstleistenden, alle zunächst aus dem Nürnberger Raum. Daraus ging 1980 die Gesellschaft für Humanes Sterben (DGHS) hervor. Ihr Bundesvorsitzender wurde Hans Henning Atrott, einst ADAC-Sachbearbeiter für Unfallrettung. Dieser Tätigkeit habe ihn auch auf den Gedanken gebracht, ob es tatsächlich human sei, »lebensgefährlich verletzte Menschen in eine Klinik zu fliegen und sie dann dort unter unwürdigen Qualen und wahnsinnigen Schmerzen ohne Hoffnung auf Linderung dahindämmern zu lassen«.[29]

Die DGHS »versteht sich als eine Bürgerrechtsbewegung zur Verwirklichung des Selbstbestimmungsrechts des Menschen bis zur letzten Lebensminute, sie tritt für das Recht auf schmerzfreies Sterben ein«. Im Jahr 1981 wurde eine erste Patientenverfügung vorgestellt. Im gleichen Jahr erschien die Broschüre »Menschenwürdiges und selbstverantwortliches Sterben« mit einer beigefügten Medikamenten-Liste für die Selbsttötung. Diese Liste wird seit 1993 nicht mehr an Mitglieder ausgegeben. Heute gehören der DGHS schätzungsweise 35 000 – teilweise auch prominente – Mitglieder an, man erinnert sich an Inge Meysel oder Ernest Borneman.

Geschäfte mit Zyankali

Hatte die DGHS bis 1984 noch Zyankali als »ein sehr grausames Mittel« (Atrott) abgelehnt, wurde der Handel damit wenig später doch zu einem einträglichen Geschäft. *DER SPIEGEL* (8/93) schreibt: »Ein Kilogramm des weißen Granulats, das der Produktion von Schädlingsbekämpfungsmitteln oder der Galvanotechnik dient, kostet je nach Reinheit zwischen 150 und 400 Mark – ein paar Tüten davon abzuzweigen, ... ist eine Kleinigkeit.«

Zyankali wird seit jeher als Mittel zum Selbstmord benutzt. Die Magensäure des Sterbewilligen verwandelt das eingenommene Kaliumcyanid in Blausäure: der Mensch stirbt, weil der Stoff »die innere Atmung blockt«, wie der Münchener Toxikologe Thomas Zilker erläutert. Von einem »sanften Tod« spricht der Nicht-Mediziner Atrott. Aber die Mediziner urteilen: »Zunächst verätzt das Zyankali den Magen, was zu höllischen Schmerzen führt, dann tritt der Tod ein«. Im Durchschnitt dauere ein solches Sterben etwa eine Viertelstunde. Atrott verlangte für 1,5 oder später 1 Gramm Zyankali jeweils zwischen 1500 bis 4000 Mark, manchmal auch mehr. *DER SPIEGEL* (8/93) schrieb: Quer durch Deutschland verhökert eine Bande von geldgierigen, skrupellosen Ganoven die Chemikalie Kaliumcyanid (...) Die DGHS trat stets unter dem Deckmantel der Nächstenliebe auf. Doch jetzt stellt sich heraus, dass hinter der Fassade der barmherzigen Samariter eine kriminelle Vereinigung am Werk war – ganz nach Art der Drogenmafia.« Prominentester Repräsentant der DGHS war um 1984 auch der inzwischen verstorbene Professor Julius Hackethal, Chef der Eubios-Klinik in Bernau am Chiemsee.

Im Jahr 1984 wurde die Klinik international bekannt – durch den Zyankali-Tod einer Krebspatientin. Hermy Eckert war 69 Jahre alt und an Hautkrebs erkrankt. Sie wollte nicht mehr leben, und Hackethal lässt ihren Todeswunsch und sein Hilfsangebot auf Video aufnehmen. Strafverfolgung musste er nicht fürchten, denn schon einmal war ein ähnlicher Fall straffrei geblieben.

Aber die Patientin musste auf dem Sterbebett erkennen, dass Hackethal ihr zu einem schmerzhaften Tod verholfen hatte. Atrott bestritt, das Zyankali geliefert zu haben. Seit 1992 liefen die ersten Ermittlungen gegen Atrott. Der Verdacht: er habe Zyankalitabletten an »Sterbewillige« verkauft, zum Preis von 1500 bis weit über 4000 Mark. Ein Gramm Zyankali kostete damals etwa 20 Pfennige. Ein Jahr später nahm die Kriminalpolizei Atrott in Hamburg fest, als er im Ibis-Hotel eine Zyankalikapsel verkaufen wollte. Die »Käuferin« war eine Kriminalbeamtin. Atrott kam in Untersuchungshaft, die Anklage lautete auf Gifthandel und Steuerhinterziehung. Atrott kam frei, und im Verein gab es Querelen. Kurz nach Atrotts Verhaftung hatte die DGHS eine umstrittene Selbstmord-Fibel aus dem Verkehr gezogen. Immer wieder hatten Anwender mit körperlichen und seelischen Schäden die geplante Selbsttötung überlebt.

Bald darauf verurteilte das Landgericht Augsburg Hans Henning Atrott wegen Gifthandels zu zwei Jahren Haft auf Bewährung und zu einer Geldstrafe von 40 000 Mark wegen Steuerhinterziehung.

Wer ein Jahr lang bei der DGHS Mitglied ist, kann eine Lose-Blatt-Sammlung bestellen mit Hinweisen auf »Abkürzung eines qualvollen Sterbeprozesses«. Zuvor muss das Mitglied eine Erklärung unterschreiben, welche die DGHS von Regressansprüchen frei stellt, wenn der Suizid nicht gelingt.

DGHS-Präsident Karlheinz-Wichmann[30] wünscht sich neue Unterstützung für die aktive Sterbehilfe aus Richtung der Politik. Die Diskussion sei nach dem Regierungswechsel durch die CDU in der Großen Koalition leider ins Stocken geraten. Gute Erfahrungen habe man jedoch mit führenden Politikern und Politikerinnen der FDP gemacht. Auch mit der Bundesjustizministerin sei man konstruktiv ins Gespräch gekommen. Wichmann resümiert: Zur Zeit könne man keine Prognose stellen, ob irgendwann auch in Deutschland wie in den Niederlanden und Belgien ein Euthanasiegesetz verabschiedet wird.

7 Was ist verboten und was ist erlaubt?

Die Gesetzeslage sowie Richtlinien der Ärztekammer von 1979 bis 2004

Die Achtung des Lebens, erkennbar an dessen Pflege und Erhaltung, stellt eine höchstrangige Errungenschaft menschlicher Zivilisation und Kultur dar. Die offenbar genetisch programmierte Tötungshemmung gegenüber Artgenossen wurde als Tötungsverbot festgeschriebener Bestandteil bereits früher Hochkulturen; am bekanntesten das »Du sollst nicht töten« als Fünftes Gebot im Dekalog – den Zehn Geboten. Selbst Tieren ist das Töten – außerhalb von Selbstverteidigung und Arterhaltung – fremd.

So Theo R. Payk, Leiter des Westfälischen Zentrums für Psychiatrie und Psychotherapie am Klinikum der Ruhr-Universität Bochum in seinem Buch *Töten aus Mitleid? Über das Recht und die Pflicht zu sterben.*

Sterbebegleitung, Sterbehilfe – direkt, aktiv, indirekt, passiv – bei der Debatte in der Gesellschaft herrscht häufig geradezu babylonische Sprachverwirrung. Deshalb vorab:

Klar zu trennen von jeder Form der Sterbehilfe ist die Sterbebegleitung. Dazu gehören Pflege und Betreuung von todkranken und sterbenden Menschen, d.h. körperliche Pflege, Sorge für die Ernährung, Mindern von Übelkeit, Angst und Atemnot, aber auch menschliche Zuwendung und seelsorgerlicher Beistand für Patienten und Angehörige.

Um nicht auch in Begriffsverwirrung zu geraten, wenn

von Sterbehilfe die Rede ist, sollte man zunächst die deutsche Rechtslage abklopfen auf Verbotenes und Erlaubtes.

Verboten ist in Deutschland

- Tötung auf Verlangen, d. h. aktive direkte Sterbehilfe, laut Strafgesetzbuch – § 216. Damit sind lebensverkürzende Maßnahmen aufgrund des ausdrücklichen Willens eines leidenden Patienten gemeint. Dazu zählt die Verabreichung eines tödlich wirkenden Präparats, als Tablette, mittels Spritze oder Infusion. Hierauf stehen Freiheitsstrafen zwischen sechs Monaten und fünf Jahren, in schweren Fällen auch höhere.

  Sie wurden in den jeweils medien-spektakulären Fällen von Patiententötungen in Kliniken verhängt. Seit den 90er Jahren gab es allein in Deutschland etwa einige Dutzend registrierte Fälle von aktiver Sterbehilfe in Krankenhäusern oder Pflegeheimen – auch ohne erkennbaren Willen der Patienten.

  Die Täterinnen oder Täter hätten die Patienten von ihrem Leiden erlösen wollen, und dies auch für »moralisch gerechtfertigt«, für »menschlich«, »richtig«, »das Beste« gehalten. Der Psychologe und Krankenpfleger Roberto Rotondo[31] zitiert Michaela Roeder, den »Todesengel« von Wuppertal: »Ich war felsenfest überzeugt, dass es richtig war, die kranken Menschen zu erlösen. Ich habe nur da eingegriffen, wo deren Tod unabwendbar war, wo es für den Patienten das Beste ist, ich das Beste tue und will, ihm seine Schmerzen zu nehmen, sein Leiden beenden.« Ist hier von Mitleid die Rede?

Die Aussage des Psychoanalytikers und Psychiaters Horst-Eberhard Richter verweist auf das Gegenteil:

»Selbstverständlich kann niemand aus Mitleid töten. Denn Mitleid bedeutet nichts anderes, als im Mit-Leiden das Leiden des anderen mit zu tragen. Man nimmt mitfühlend Anteil, nimmt dabei einen Teil des fremden Leidens auf sich. Was aber geschieht in einer Täterin, die tötet, weil sie die Qual eines Patienten nicht länger innerlich mit tragen kann? Sie handelt gerade nicht aus Mitleid, sondern weil sie diesem nicht gewachsen ist. Mitfühlend in einen unerträglichen Zustand hinabgezogen zu werden schlägt um in einen destruktiven Impuls. Rechtfertigung lautet dann, man habe den – ahnungslosen – Leidenden doch nur von seiner Qual erlösen wollen.«

Serientötungen – ein weltweites Phänomen – unterliegen – so Rotondo – einer komplexen Tatmotivations-Hintergrunddynamik. Es besteht eine Wechselwirkung zwischen Belastungsfaktoren im Beruf oder in einer Organisation, persönlichen »Schwächen« bei der Belastbarkeit und gesellschaftlichen Rahmenbedingungen.

Ebenfalls verboten ist

- ärztlich assistierter Suizid: Selbsttötung, bei der ein Arzt behilflich ist. Bereits der Eid des Hippokrates schließt tötendes Handeln für eine Arzt aus. Andererseits wäre er im übrigen unmittelbar nach der Tat zur ärztlichen Hilfeleistung verpflichtet.

Straffrei ist:

- indirekte Sterbehilfe. Sie wird geleistet, wenn Todkranken ärztlich verordnete schmerzlindernde Medikamente gegeben werden, die als unbeabsichtigte Nebenwirkung das Leben verkürzen und den Eintritt des Todes beschleunigen können.

- Passive Sterbehilfe, d.h. der Verzicht auf lebenserhaltende Maßnahmen – hier wird das Sterben als natürlicher Prozess zugelassen. Passive Sterbehilfe hat ein menschenwürdiges Geschehen-Lassen des Sterbens zum Ziel. Das kann dadurch geschehen, dass eine lebensverlängernde Maßnahme – wie etwa künstliche Ernährung, künstliche Beatmung oder Dialyse, Medikamentengaben (Antibiotika) bei einem unheilbar kranken Menschen im Sterbeprozess nicht mehr eingesetzt oder nicht weitergeführt wird. In manchen Fällen kann es sinnvoll sein, dies durch eine unterschiedlich tiefe palliative Sedierung (mit Hilfe von Beruhigungsmitteln) zu begleiten. Hierfür ist jeweils der ausdrückliche oder mutmaßliche Wille des Patienten ausschlaggebend.
- Selbsttötung (Suizid). Beihilfe zum Suizid – gelegentlich auch Freitodbegleitung genannt – nennt man die Unterstützung eines Menschen bei seiner Selbsttötung. Die kann darin bestehen, dass ein tödlich wirkendes Mittel besorgt oder dabei geholfen wird, dass es angewendet werden kann. Die Tötungshandlung selbst bleibt jedoch bei dem/der Sterbewilligen. Solange die so genannte Tatherrschaft beim Sterbewilligen verbleibt, ist »assistierter Suizid« straffrei.

Laut den Richtlinien der Bundesärztekammer von 1979 beginnt der Sterbeprozess, »wenn die elementaren körperlichen Lebensfunktionen erheblich beeinträchtigt sind oder völlig ausfallen. Sind diese Lebensgrundlagen derart betroffen, dass jegliche Fähigkeit entfällt, Subjekt oder Träger eigener Handlungen zu sein, d. h, sein Leben selbst zu bestimmen, und steht der Tod wegen lebensgefährdender Komplikationen bevor, so ist dem Arzt ein breiter Ermessensspielraum für sein Handeln zuzugestehen.«

Neues von der Ärztekammer 2004

Den von der Bundesärztekammer am 11. 9. 1998 vorgelegten »Grundsätze(n) zur ärztlichen Sterbebegleitung« gingen gesellschaftliche Debatten um das Leben- oder Sterbenlassen voraus. Diese neuen ärztlichen Richtlinien fassen den Begriff der Sterbebegleitung – über deren ursprünglich strengen Rahmen hinaus – weiter. Sein Anwendungsbereich erstreckt sich nicht mehr nur auf den Umgang mit Patienten, bei denen der Sterbeprozess im oben beschriebenen Sinn eingesetzt hat, sondern umfasst auch den Zustand, bei dem es keine Aussicht mehr auf Heilung gibt. In solchen Fällen – etwa bei Krebskranken im Endstadium – kann eine »Änderung des Therapieziels und Unterlassung lebenserhaltender Maßnahmen« verantwortet werden. Dies gilt selbstverständlich nur bei ausdrücklicher Zustimmung des Kranken.

Der Begriff »Sterbebegleitung« wird jetzt auf »Patienten mit schwersten zerebralen Schädigungen und anhaltender Bewusstlosigkeit« ausgedehnt, d. h. Patienten im Koma und solche, die durch eine Hirnschädigung im so genannten »Wachkoma« liegen (medizinisch: »apallisches Syndrom«), wobei die Verbindung vom geschädigten Großhirn zu untergeordneten Hirnabschnitten, den vegetativen Zentren in unterschiedlichem Ausmaß unterbrochen ist).

Diese Regelungen wurden im Jahr 2004 noch einmal zugunsten der Patientenautonomie erweitert. Bereits in der Präambel der neuen Richtlinien heißt es: »Aufgabe des Arztes ist es, unter Beachtung des Selbstbestimmungsrechtes des Patienten Leben zu erhalten, Gesundheit zu schützen und wieder herzustellen sowie Leiden zu lindern und Sterbenden bis zum Tod beizustehen. Die ärztliche Verpflichtung zur Lebenserhaltung besteht daher nicht unter allen Umständen.«

So gibt es Situationen, in denen sonst angemessene Diagnostik und Therapieverfahren nicht mehr angezeigt und

Begrenzungen geboten sein können. Dann tritt palliativ-medizinische (also schmerzlindernde und sterbebegleitende) Versorgung in den Vordergrund. Die Entscheidung hierzu darf nicht von wirtschaftlichen Erwägungen abhängig gemacht werden.

Unabhängig von anderen Zielen der medizinischen Behandlung hat der Arzt in jedem Fall für eine Basisbetreuung zu sorgen. Dazu gehören u. a.: menschenwürdige Unterbringung, Zuwendung, Körperpflege, Lindern von Schmerzen, Atemnot und Übelkeit sowie Stillen von Hunger und Durst. Weiter heißt es: »Aktive Sterbehilfe ist unzulässig und mit Strafe bedroht, auch dann, wenn sie auf Verlangen des Patienten geschieht. Die Mitwirkung des Arztes bei der Selbsttötung widerspricht dem ärztlichen Ethos und kann strafbar sein«.

Der erweiterte Text stieß allerdings auf mehrfache Kritik. Bemängelt wurde unter anderem, dass die »künstliche Ernährung« als ärztliche Behandlung gekennzeichnet wird, die als solche auch – zumal auf Wunsch – abgebrochen werden kann. Dies, so die Kritiker, stehe dem Grundrecht des Menschen entgegen, mit Nahrung versorgt zu werden. Schließlich gehöre die Ernährung zur selbstverständlichen »Basisversorgung«, die in jedem Fall aufrechtzuerhalten sei. Zum andern könne der Richtlinie zufolge ein Behandlungsabbruch bereits vor dem unwiderruflichen Ausfall der Vitalfunktionen, also vor dem Sterbeprozess, erwogen werden, eben bei »Patienten mit infauster Prognose«, d.h. bei Unheilbarkeit. Dazu heißt es in den Richtlinien aber differenzierter: »Bei Patienten, die … nach ärztlicher Erkenntnis aller Voraussicht nach in absehbarer Zeit sterben werden, weil die Krankheit weit fortgeschritten ist, kann eine Änderung des Behandlungszieles indiziert sein, wenn lebenserhaltende Maßnahmen Leiden nur verlängern würden und die Änderung des Therapiezieles dem Willen des Patienten entspricht.« Dann sollen (nur) palliativ-medizinische Versorgung und Pflege garantiert sein. Ähnlich kann auch beim Wachkomapatienten verfahren werden, wenn er in eine derartige Situation kommt – aber nur dann! Denn »Bewusstlosigkeit darf kein alleiniges Kriterium für den Verzicht auf lebenserhaltende Maßnahmen sein. Hat der Patient keinen Bevollmächtigten in Gesundheitsangelegenheiten, wird in der Regel die Bestellung eines Betreuers erforderlich sein.«

Neues vom Juristentag 2006

Verstärkung für die Selbstbestimmung der Patienten einerseits und mehr Sicherheit für Ärzte andererseits gab es 2006 beim Deutschen Juristentag.[32] Mehrheitlich forderten die Delegierten, die Menschen sollten künftig per Patientenverfügung selbst über ihr Ende bestimmen können. Schon vor der Sterbephase sollten Mediziner auf Behandlungen verzichten können oder lebenserhaltende Maßnahmen beenden dürfen – vorausgesetzt, der Patient oder sein Bevollmächtigter haben dies ausdrücklich verlangt.

In der Politik ist eine so weit reichende Gültigkeit von Patientenverfügungen umstritten. Und insbesondere die Katholische Kirche wendet sich gegen einen Automatismus der Anerkennung. In jedem Fall müssten die Lebensäußerungen des nicht mehr bewussten Patienten berücksichtigt werden.

Der Juristentag ging auch noch einen Schritt weiter: Eine Mehrheit der Delegierten war dafür, dass jemand straffrei bleiben soll, der keine Rettung versucht, wenn er einen Menschen bei einem frei verantwortlichen Selbsttötungsversuch antrifft. Zudem sollten Ärzte beim Suizid eines Schwerstkranken helfen dürfen, wenn dessen Leiden nicht ausreichend gelindert werden kann und wenn er sich frei verantwortlich dafür entscheidet. Damit würde die Grenze zur nach wie vor auch vom Juristentag abgelehnten aktiven Sterbehilfe immer durchlässiger. Ärztlich assistierter Suizid widerspricht – so der Präsident der Bundesärztekammer, Prof. Jörg-Dietrich Hoppe, auch dem ethischen Selbstverständnis des Arztberufes. Empfehlungen vom Juristentag sind zwar nicht verbindlich, aber ihr Einfluss auf die rechtspolitische Diskussion ist nicht zu unterschätzen. Sollte sich die juristische Position zur Suizidproblematik durchsetzen, würden zum Beispiel Sterbehilfeorganisationen wie in der Schweiz auch in Deutschland erlaubt.

Keine organisierte Sterbehilfe

Deshalb wollen die Bundesländer seit Mitte 2008 in möglichst großer Geschlossenheit gegen gewerbsmäßige Sterbehilfe vorgehen. Der Bundesrat beschloss dazu Anfang Juli 2008 einen Antrag, der von 13 Ländern unterstützt wurde. Darin heißt es nun, einer »Kommerzialisierung des Sterbens« müsse unter allen Umständen Einhalt geboten werden.

Andererseits sei die Bestrafung kommerzieller Sterbehilfe eine der schwierigsten rechtlichen Fragen, hieß es dazu in juristischen Fachkreisen. Besonders umstritten ist ein Vorschlag, den zuvor Hessen, Thüringen und das Saarland mit Unterstützung von Bayern und Baden-Württemberg vorgelegt hatten. Danach sollte auch die Gründung von Vereinen zur Sterbehilfe unter Strafe stehen – dies könne mit der Vereinigungsfreiheit kollidieren.

Die Landesjustizministerien sind sich darin einig, dass organisierte Sterbehilfe unterbunden werden muss, betonte die NRW-Justizministerin[33]. Eine gemeinsame gesetzliche Regelung solle dafür sorgen, dass der Staat diesem als schädlich erkannten Tun von Sterbehilfevereinen und organisierten Sterbehelfern entschieden entgegengetreten werden könne.

Geschäfte mit dem Tod unter dem Deckmantel der Humanität müssen verhindert, Profitsucht bestraft, der Tod nicht zu einem Dienstleitungsangebot werden, postulierte Baden-Württembergs Justizminister Goll (FDP). Eine Person wie Roger Kusch (s. Kapitel »Dr. Tod und der Knopfdruck«) fiele unter diesen neuen Straftatbestand: Exakt zum Zweck der Sterbehilfe hatte er einen Verein gegründet.

Für die strafrechtliche Beurteilung des Verhaltens von Sterbehilfevereinen ist entscheidend, ob das von solchen Vereinen verwendete Natrium-Pentobarbital in Deutschland verabreicht werden darf. Die Antwort der NRW-Justizministerin Roswitha Müller-Piepenkötter[34]: »Die Frage ist leicht mit Nein zu beantworten. Natrium-Pentobarbital unterliegt dem Betäubungsmittelgesetz. Sein Erwerb bedarf der Erlaubnis. Diese Erlaubnis wird regelmäßig versagt werden, wenn nicht die notwendige medizinische Versorgung der Bevölkerung sicher gestellt werden, sondern das Betäubungsmittel einem unheilbar Schwerstkranken zum freien Suizid verhelfen soll. Das Barbiturat darf in Deutschland nach geltender Rechtslage nicht von einem Arzt mit dem Zweck der beabsichtigten Selbsttötung verschrieben werden.«

Gegen gesetzliche Beschränkungen wehrt sich vehement die Sterbehilfegesellschaft Dignitate, ein in Hannover neu etablierter Ableger des Schweizer Vereins Dignitas.

8 Dr. Tod und der Knopfdruck

»Assistierter Suizid bei einem voll zurechnungsfähigen Sterbewilligen«

Justizsenator war Roger Kusch einmal, Oberstaatsanwalt auch und CDU-Mitglied. Bei der Hamburger Bürgerschaftswahl 2008 fiel seine Partei-Neugründung »Neue Mitte Hamburg« mit 0,5 Prozent Stimmenanteil durch. Inzwischen ist sie aufgelöst. Aktiv ist er jedoch nach wie vor mit einer Unterschriftensammlung für seinen Verein »Roger Kusch pro Sterbehilfe e.V.«. Dieser Unternehmung gibt er auch praktisch-technische Hilfestellung. Schon kursieren Schlagzeilen, die ihn »Dr. Tod« nennen. In den USA machte jahrelang J. Kevorkian als Dr. Death Schlagzeilen in Michigan. Über 40 Tote stehen auf Kevorkians Liste ärztlich begleiteter Selbstmorde. Im Hamburger Abendblatt (2005) und einem Gesetzesantrag (2006) spricht sich Kusch für Tötung auf Verlangen (verboten lt. § 216 StGB) aus, laut *Neue Juristische Wochenschrift*, bereit, »ein Tabu zu brechen«. Bereits im November 2005 erteilte die Konferenz der Justizministerinnen und Justizminister diesem Vorhaben eine eindeutige Absage. Laut Professor Friedemann Pfäfflin[35] »ist darin weder ein ›Denkverbot‹ zu sehen noch ›ein später Triumph des NS-Regimes‹, sondern eine bewusst getroffene Entscheidung seiner Kolleginnen und Kollegen, die aus der Geschichte gelernt haben und dem Leben den Vorrang vor der Selbstbestimmung einräumen.«

Ende März 2008 stellte Kusch eine so genannte Selbsttötungsmaschine vor, mit der sterbewillige Patienten ihr Leben von eigener Hand beenden und sich damit die Reise in die Schweiz zum Sterben ersparen könnten – nur dort ist bislang assistierte Selbsttötung für Deutsche möglich.

Womit Kusch um Ostern 2008 für Schlagzeilen sorgte, ist nicht neu: Mit Computerhilfe und per Tastendruck löste der krebskranke Bob Dent vor Jahren in Australien seinen Tod aus. Das Modell der computergestützten Selbsttötungsmaschine entwickelte der Mediziner Dr. Philip Nitschke in Darwin.

Tod aus der Maschine

Kusch präsentierte in Hamburg einen umgebauten Infusomat, durch den bei der Presse-Präsentation Möhrensaft und Wasser floss, im Ernstfall jedoch ein Narkotikum zur Betäubung und schließlich das tödliche Gift. Zwei gefüllte Spritzen nehmen den Druck auf. Durch die eine rinnt ein bewusstseinsdämpfendes Kurz-Narkotikum in die Vene, durch die andere das tödliche Kaliumchlorid. Das löst den Herzstillstand aus. Nach spätestens vier Minuten soll der Tod eintreten. Der Auslöser des Maschinenmotors ist ein Knopf, den die Sterbewilligen von eigener Hand drücken müssen. Denn nur dann ist die Tat ein »assistierter Suizid bei einem voll zurechnungsfähigen Sterbewilligen« – so Kusch. Entscheidend ist die eigene Tatherrschaft. Dies ist dann keine aktive Sterbehilfe.

Kusch lässt sich zu seinen Vorstößen so zitieren: »Ich will, dass Sterbehilfe generell in Deutschland ermöglicht wird – unter ganz bestimmten, gesetzlich geregelten Voraussetzungen.« Er stellt sich vor, dass dazu der § 216 im Strafgesetzbuch geändert werden müsse, der Tötung auf Verlangen bestraft. Sein Argument: Bis jetzt spielt es keine Rolle, aus welchen Gründen jemand die Tötung verlangt – in jedem Fall droht eine Freiheitsstrafe zwischen einem halben Jahr und fünf Jahren. Eine solche Regelung sei nicht individuell genug. Kuschs zweite Forderung lautet: ein Arzt müsse bescheinigen, dass es um eine tödlich verlaufende unheilbare Krankheit geht, ein Beratungsgespräch sei notwendig, und schließlich sei eine notariell beglaubigte Willenserklärung beizubringen.

Knapp ein Vierteljahr nach seiner Apparate-Präsentation verteidigte der ehemalige Justiz-Senator Kusch den von ihm beworbenen Apparat zur Unterstützung von Selbsttötungen.[36] Es gebe in Deutschland eine Zwei-Klassen-Gesellschaft: Menschen, die in ihrem Bekanntenkreis verständnisvolle Ärzte hätten, könnten auf medizinischen Beistand beim Sterben helfen – andere jedoch nicht.

Kusch kündigte offen an, man müsse »Schritt für Schritt« vorgehen und zunächst nach Schweizer Muster die Beihilfe zur Selbsttötung straffrei stellen. Nach der Vorstellung seiner Injektionsmaschine habe er sich vor Anfragen kaum retten können. Dabei habe es sich sogar meist um Menschen gehandelt, die noch gar nicht unter unerträglichen Schmerzen litten, sondern um Personen mit Angst vor Einsamkeit, Kontrollverlust oder Bedrohung ihrer Selbstständigkeit.

Hatte er die Tötungsmaschine in der Osterpause präsentiert, sorgte er zu Beginn der Sommerpause in der Politik Ende Juni erneut für Aufsehen: in einer E-Mail teilte der »Dr. Kusch Sterbehilfe e.V.« lapidar mit: »Dr. Kusch hat am 28. Juni 2008 Sterbehilfe geleistet.« Zu sehen ist ein Foto des ehemaligen Hamburger Justizsenators mit einer lächelnden alten Frau, beide schauen ein Fotoalbum an. Diese Frau, so der Sprecher des ehemaligen Politikers auf Anfrage, sei jene Patientin, die »Sterbehilfe« von Kusch in Würzburg in Anspruch genommen habe.[37] Sie – ebenso wie er – hatten über längere Zeit Kontakt mit der Schweizer Sterbehilfe-Organisation Dignitas. Anschließend hätten sie sich in vielen Telefonaten und E-Mails ausgetauscht, er habe sie auch mehrmals besucht. Bei seinem letzten Besuch habe er ihr Becher mit dem Malariamittel Chloroquin und dem Beruhigungsmittel Diazepam zubereitet. Die Frau besorgte sich die Medikamente angeblich selbst; in der TV-Sendung »Friedman« gab Kusch jedoch später zu, er habe ihr den Verschreibungsarzt für die Gifte empfohlen. Im Abstand von 15 Minuten habe sie dann die Becher geleert.

Es ging nicht um Leidvermeidung

Nachdem er von dem spanischen Kinofilm *Das Meer in uns* gehört hatte, ließ er sich, vom Thema des assistierten Suizid aus dem Film fasziniert, eine DVD-Fassung besorgen und schaute sie im Kreis von Freunden an. Damit war der Modellfall für seine Beihilfe zum Suizid der Bettina Schadt gefunden.

Kuschs Pressekonferenz sorgte bei den Journalisten für Erschrecken und ungläubiges Staunen. Ein Video zeigte die 79-Jährige, die zwar die Last ihres Alters zunehmend spürt, aber zugesteht: »Ich kann nicht sagen, dass ich leide.« Zudem hatte die Patientin keine schwere Erkrankung. Kusch räumt ein, dass es nicht darum gegangen sei, »einem grauenvollen Leiden ein Ende zu setzen«. Die alte Dame, früher Röntgenassistentin und bis in jüngster Zeit aktiv in einer Bürgerinitiave, habe Angst gehabt, in ein Pflegeheim übersiedeln zu müssen.

In den Videos äußerte sie zu Kusch: »Wenn Sie dadurch, dass Sie mich bis kurz vor meinem Tod begleiten, irgendwann einmal Argumente haben, die unsere trägen und völlig daneben liegenden Politiker dazu bringen, die Gesetze zu ändern, dann wäre im Grunde genommen mein Tod ein Vorteil für andere Menschen.«

Sie etwa von ihrem Plan abzubringen sei »gar nicht in seinem Horizont«, sagte Kusch auf Befragen. Für ihn stand, so sagte er, an oberster Stelle die Vorstellung, den Willen der Frau zu achten. Er könne sich nicht vorstellen, anderen Menschen »Lebensmut zu oktroyieren.«[38]

Vor geraumer Zeit soll Kusch Erwägungen angestellt haben, eine Spezial-Anwaltskanzlei für Sterbewillige einzurichten.

Der Staatsanwalt hat Ermittlungen eingeleitet, aber Kusch, früher selbst einmal Oberstaatsanwalt, hatte einiges dafür getan, dass man ihn juristisch nur schwer würde belangen können. »Aus Gründen der Straflosigkeit« sei er aus der Wohnung der alten Dame gegangen, bevor sie den tödlichen Trank einnahm. Stunden später kam er zurück, um seine Videokameras abzubauen, die auch den Todeseintritt filmten. Diese Filmsequenzen ersparte Kusch den Journalisten.

Bayerns Justizministerin Beate Merk bewertet die Tat als krank und inhuman. Beistand in ihrer Angst vor dem Pflegeheim sei angebracht gewesen, nicht Sterbehilfe.

»Ein unwürdiges Spiel mit menschlichen Ängsten« nannte der katholische Hamburger Weihbischof die Aktion. Humanität und Mitgefühl als Vorwand seien ebenso zynisch wie die juristischen Spitzfindigkeiten. Kusch verwische selbstherrlich den Unterschied zwischen Sterben und Töten.

»Makabres Sommertheater« nannte Hubert Hüppe Kuschs neuen Coup. Hüppe ist CDU-Bundestagsabgeordneter, Berichterstatter für Bioethik der CDU/CSU-Arbeitsgruppe Gesundheit und in der 14. und 15. Wahlperiode Vize-Vorsitzender der Enquete-Kommission »Ethik und Recht der modernen Medizin«.

In seiner Pressemitteilung vom 30. Juni 2008 folgert er: »Es fällt schwer, diesem gescheiterten politischen Sonderling mit seiner marktschreierischen Public Relation abzunehmen, dass seine Sterbehilfe-Aktionen auf rein humanitären Motiven beruhen.«

Wer sich an die Ankündigung erinnert, Dignitate wolle mit einer Sterbehilfe-Aktion einen Präzedenzfall schaffen, fragt sich vielleicht, ob Kuschs Tat dazu das Vorbild lieferte.

Kein Sympathisant Roger Kuschs ist nach eigener Aussage der Hamburger Rechtsphilosoph Reinhard Merkel.[39] In der Debatte jedoch ist er ebenso wie sein Kollege Norbert Hoerster für die Legitimierbarkeit »sogar der aktiven Sterbehilfe in extremsten Fällen.« Er argumentiert:

»Ich glaube, dass das geht. Ich glaube, dass wir klare Kriterien haben, strafrechtlich formuliert sind es die Kriterien des Notstands, den wir auch heute schon kennen. Wir haben ja eine aktive Tötungserlaubnis auch in Notwehrlagen, die bestreitet niemand, die Tötungserlaubnis. Wenn wir es in Notwehrlagen erlauben, warum nicht dann auch in etwas ähnlich gelagerten, aber leicht anderen Fällen? Wir haben klare Kriterien. Das sind enge, knappe, begrenzende Kriterien. Ich glaube, dass wir das begrenzen können.«

Gegen den früheren Justizsenator von Hamburg, Roger Kusch, ermittelten Ende des Jahres 2008 Staatsanwaltschaften in Hamburg und Duisburg. Anfang Dezember hatte Roger Kusch seine Sterbehilfe-Serie fortgesetzt. In Mülheim an der Ruhr nahm sich eine 97-jährige Frau aus Bergisch Gladbach im Beisein und unter »Begleitung« von Kusch das Leben. Sie war der fünfte Mensch, dem Roger Kusch trotz bereits gegen ihn laufender Ermittlungen vom Leben zum Tode verhalf. Eine 84-jährige Hamburgerin war im September nach Ermittlungen der Staatsanwälte durch ein hoch dosiertes verschreibungspflichtiges Malaria-Medikament zu Tode gekommen. Kusch wird verdächtigt, das Medikament besorgt und damit zumindest gegen das Arzneimittelgesetz verstoßen zu haben. Kusch verlangte für seine »Dienstleistung« jeweils 8000 Euro.

9 Erfahrungen im benachbarten Ausland

Schweizer Sterbehilfe-Vereine im Vergleich

Man will gar nicht erst wissen, ob es das vermutete Leid auch wirklich gibt; es wird einfach vorausgesetzt und über seine – endgültige – Beseitigung nachgedacht. Dass wir gar nicht das Leid des anderen meinen, sondern unser eigenes beim Anblick des vermuteten, das lassen wir gar nicht erst in unser Bewusstsein. Und noch viel weniger sind wir bereit, in einem tatsächlichen Leid ein Stück Lebensqualität zu sehen, die es bei aller Schwere ins Positive umzuwandeln gilt. Als jemand, der lebenslang zuweilen an einer schweren Depression trägt, weiß ich, wovon ich spreche. Das Leid ist ja eigentlich in jedem Dasein und man verdrängt es nicht ohne die Gefahr der lustlosen Oberflächlichkeit. Darum ist nicht Sterbehilfe angesagt, sondern Hilfe zum Leben – gerade mit allem Schweren. Sterbehilfe ist einfach und das Gegenteil von Humanität. Sie ist nicht Erlösung des anderen, sondern Erlösung vom anderen, der mich in seiner von mir geschiedenen Lebensform beunruhigt. (…) Der Königsweg geht über mühevolles Hören auf den anderen, um Möglichkeiten zu finden, in denen er sein Leben zufriedenstellend einrichten kann.

Fredi Saal[40]

Nicht wenige Menschen haben zunehmend massive Ängste vor Alter und Siechtum. Sie wünschen, dass ein Gesetz zur Freigabe der Sterbehilfe und ärztlich assistierter Selbsttötung auch bei uns verabschiedet werde. Während dagegen viele andere eine ganz andere Sorge umtreibt: »Wie lange kann Deutschland seine Position halten?«

Offen auch für sterbewillige Patienten aus dem Ausland ist Dignitas, der Schweizer Sterbehilfeverein, der mit Dignitate auch nach Deutschland vorzudringen sich anschickt.

Er wurde 1998 in Zürich von dem ehemaligen Journalisten und Juristen Ludwig Minelli als Verein für sterbewillige Menschen gegründet und hat ca. 6000 Mitglieder aus 52 Ländern, etwa 850 leben in der Schweiz, 3000 in Deutschland.

Die nicht-ärztliche Freitod-Beihilfe ist das Geschäft des Vereins. Zwischen 2001 und 2004 begleitete Dignitas 274 Menschen in den Tod, Exit 147. Bislang reisen Sterbewillige aus dem Ausland zur Zürcher Vereinigung Dignitas in die Schweiz, während Exit sich auf Hausbesuche beschränkt. Dignitas verwendet Medikamente, deren Bezeichnung und Zusammensetzung auch in Medien öffentlich gemacht wurden.

Ein Millionengeschäft

Die Sterbenachhilfe der »Erlöser« in der Schweiz kostet um 5000 bis 7000 Euro. Bei insgesamt 871 Toten, davon 489 Deutschen, die in zehn Jahren (meist mit dem Gift Natriumpentobarbital)[41] ums Leben kamen, ergibt sich eine Summe von immerhin 5 Millionen Euro.

Dignitas verkaufe im übrigen auch, so berichten französische Medien unwidersprochen, für 300 Euro Selbstmord-Pakete. Darin befinden sich das Gas Helium und ein Plastiksack. Damit sorgt Dignitas in der Schweiz für neue Schlagzeilen. Der Plastiksack wird über den Kopf gestülpt, das Helium eingeleitet, das Gas sorgt für den Tod durch Ersticken. Der soll nach etwa 10 Minuten eintreten. Der

Vorgang wird gefilmt, der Film an die Staatsanwaltschaft geschickt als Beweis, dass kein Gesetz verletzt wurde. Die Filmdokumente vom Todeskampf allerdings lassen berechtigte Zweifel am »Sterben in Würde«. Oberstaaatsanwalt Andreas Brunner: »Die Bilder sind fast nicht zumutbar, die Sterbenden bewegten sich zuckend mehrere Minuten lang.« Das bisher verwendete Medikament Natriumpentobarbital ist laut Brunner das geeignetere Sterbemittel. Mit der Helium-Methode umgehe Dignitas jedoch die ärztliche Kontrolle. Im Parlament des Kantons Zürich wurde erneut gefordert, »... die Sterbefabrik in Schwarzenbach« zu schließen. Hier hatte Dignitas Ende 2007 in einem Industriegebiet ein Lokal mieten können. Als verschiedene Sterbewohnungen nach Anwohnerprotesten geschlossen wurden, benutzte man zwischendurch ein Auto als Sterberaum.

In der Schweizer Gemeinde Wetzikon im Zürcher Oberland hat Dignitas-Vereinschef Ludwig A. Minelli im Sommer 2008 nach längerer erfolgloser Suche nach einer Bleibe für die Sterbehelfer ein Haus erworben, in dem ein ehemaliger Elektroladen ihr Domizil sein soll. Der Gemeinderat versucht, die psychologische Seite der Standortfrage zur Gegenwehr zu nutzen: Als Nachbarn eines Kindergartens, einer Berufsschule und eines Altenzentrums mag man die Sterbehelfer nicht haben.

»Dignitas«, so Reimer Gronemeyer[42], »die Schweizer Sterbe-Company, ist insofern die Avantgarde für einen Dienstleistungsbereich mit Zukunft: ein Start-up-Business. An die Parkplatz-Euthanasie wird man sich dereinst wie an die Frühzeit einer neuen Branche erinnern. Niemand wird bestreiten, dass es meistens verzweifelte Menschen sind, die sich den tödlichen Cocktail reichen lassen. Ich würde niemandem das Recht bestreiten, im Angesicht unerträglicher Schmerzen seinem Leben ein Ende zu setzen. Dignitas aber eröffnet den Blick auf ein anderes Europa. Ein Europa, das flächendeckend Sterbehilfe als eine käufliche Dienstleistung anbietet … Wollen wir, dass der Druck auf Pflegebedürftige, vor allem auf Menschen mit Demenz, wächst, ihr Leben zu beenden? Wollen wir ein Ich-Europa, in dem das Recht auf radikale Selbstverwirklichung alles beseitigt, was dem Individuum Grenzen setzt? Wollen wir, dass der Tod zum letzten Projekt, zur letzten Managementaufgabe des Menschen wird?«

Der zweite große Sterbehilfeverein ist Exit – Vereinigung für humanes Sterben Deutsche Schweiz.

Er wurde 1982 gegründet und tritt nach eigener Beschreibung für das Recht des Menschen auf seinen eigenen Tod ein, bei dessen Erlangung Exit mithilft. Jeweils etwa 100 Mitgliedern – ausschließlich Schweizer Bürgern und Ausländern mit Wohnsitz in der Schweiz – hat der Verein pro Jahr vom Leben zum Tod verholfen. Das Mittel zum Tode ist das rezeptpflichtige Natrium-Pentobarbital. Hausarzt oder Vertrauensarzt von Exit verordnen es. Den letzten Schritt – das Trinken des in Wasser aufgelösten Barbiturats oder das Drehen am Infusionshahn muss der sterbewillige Mensch selbst tun, heißt es in einem Beitrag in der *Zeitschrift für Lebensrecht.*[43]

Das klare Nein der deutschen Ärzteschaft zu aktiver Sterbehilfe und Beihilfe zur Selbsttötung nach dem Schweizer Vorbild bekräftigte im Juni 2008 noch einmal der Vizepräsident der Bundesärztekammer, Frank Ulrich Montgomery. Auch die politische Zustimmung zum Schweizer Modell sinke in der Bundesrepublik.[44]

Die Medizin habe zu lange und zu viel auf Technik und Apparate gesetzt – nun sei sie aber dabei, diese Ausrichtung zu korrigieren. Montgomery forderte einen Ausbau der Palliativmedizin, die sterbenskranken Menschen in der letzten Lebensphase gleichermaßen medizinische wie psychologische und geistliche Hilfe bietet. Wenn man sehe, wie wenig sich die Schweizer Sterbehilfeorganisation um Betroffene kümmere, müsse man zu dem Schluss kommen, dass die Schweizer Lösung alles andere als vernünftig oder human sei.

Die Schweiz ist das einzige Land in Europa, in dem auch Ausländer einen begleiteten Freitod erlangen können.

Studie vergleicht Sterbehilfeorganisationen[45]

Immer mehr Menschen nehmen in der Schweiz Hilfe zur Selbsttötung in Anspruch, auch, wenn sie nicht an einer tödlichen Krankheit leiden. Dabei lassen sich fast doppelt so viele Frauen wie Männer von den Sterbehilfeorganisationen Exit Deutsche Schweiz und Dignitas in den Tod begleiten.

So lautet eines der Ergebnisse eines Forschungsprojektes, das vom Schweizerischen Nationalfonds (SNF) unterstützt wurde und erstmals die Praktiken beider Organisationen vergleicht.

Die Studie untersuchte 274 Fälle, in denen Dignitas, und 147 Fälle, in denen Exit zwischen 2001 und 2004 in den Tod begleitete.

Die Studie dokumentiert auch, dass beide Organisationen in Einzelfällen auch bei psychisch Kranken Suizidbeihilfe geleistet haben. Dies gilt unter Experten als umstritten, weil nur urteilsfähigen Personen Beihilfe geleistet werden darf. In der Schweiz ist jede Suizidbeihilfe melde- und prüfungspflichtig.

Der Vergleich zeigt den Wissenschaftlern zufolge deutliche Unterschiede zwischen Dignitas und Exit auf. Während Exit nur ausnahmsweise Suizidbeihilfe bei Ausländern leistet (in etwa 3 Prozent aller Fälle), stammen bei Dignitas 91 Prozent aller in den Tod begleiteten Menschen aus dem Ausland. Deren Durchschnittsalter liegt bei Dignitas mit 65 Jahren deutlich unter dem bei Exit mit 77 Jahren.

Diesen Unterschied erklärt der Leiter der Studie, der Mediziner Georg Bosshard, damit, dass »Sterbewillige aus dem Ausland genügend fit sein müssen, um in die Schweiz zu reisen«. Bei Dignitas litten 79 Prozent der Todes-Patienten an unheilbaren Krankheiten wie Krebs oder Multiple Sklerose, bei Exit waren es 67 Prozent.

Die übrigen Patienten »waren meist alte Menschen mit mehreren Krankheiten, zum Beispiel rheumatische Beschwerden oder Schmerzsyndrome«, sagt die Mitautorin und Soziologin Susanne Fischer. Vergleiche mit früheren Daten zeigen, dass diese Personengruppe bei Exit von 22 Prozent auf etwa ein Drittel gestiegen ist, zugleich stieg auch das Durchschnittsalter von früher 69 auf 77 Jahre.

»Lebensmüdigkeit und ein allgemein schlechter Gesundheitszustand haben also bei älteren Menschen aus der Schweiz als Motiv dafür an Bedeutung gewonnen«, resümiert die Soziologin.

Nach zunehmender Kritik an der organisierten Sterbehilfe will die Schweizer Regierung ab Mitte 2008 nun laut Evangelischem Pressedienst (epd) die Schweizer Regierung gesetzliche Regeln prüfen. Damit wolle man, so die Bundesverwaltung in Bern, die bisherige liberale Linie überdenken. Ein Artikel in der Bundesverfassung stellt bislang die Grundlage für die Tätigkeit der Suizidhilfe-Organisationen dar. Ein Recht auf derartige Hilfe ist allerdings nicht gesetzlich verankert.

10 Benelux-Staaten auf dem Vormarsch

Tötung auf Verlangen selbst für Teenager

Als dritter Staat auf der Welt hat das Großherzogtum Luxemburg nach Belgien (2002) und den Niederlanden (2001) am 19. Februar 2008 einen Gesetzesentwurf für aktive Sterbehilfe mit denkbar knapper Mehrheit im Parlament angenommen. Allerdings verweigerte der Staatsrat vier Wochen später die Zustimmung.

Das heißt: Ärzte sind dort nicht länger verpflichtet, das Leben von Patienten um jeden Preis zu verlängern. Die Folge: künftig darf ein Arzt dort einem unheilbar Kranken, der seinen Wunsch zum Sterben ausdrücklich geäußert hat, helfen. Dies soll sowohl durch Tötung auf Verlangen als auch durch ärztliche Assistenz bei der Selbsttötung möglich sein Auch 16- bis 18-Jährige können mit der Zustimmung ihrer Eltern bei einer unheilbaren Krankheit ihrem Leben ein Ende setzen. Die luxemburgische Kirche und die Deutsche Hospiz-Stiftung kritisierten die Entscheidung scharf. Zuvor hatten die Parlamentarier einstimmig einem ebenfalls von der Regierung eingebrachten Gesetz zugestimmt, das den Ausbau der sterbebegleitenden Versorgung vorsieht.[46]

In diesem Spannungsfeld bewegt sich die kontroverse Debatte seit Jahren, verschärft immer dann, wenn aktuelle Anlässe zeigen, wie stark die Strömungen für erlaubte Sterbehilfe sind.

Dementsprechend warnte im März 2008 Bundesärztekammer-Präsident Jörg-Dietrich Hoppe vor einem Wiederaufleben der Sterbehilfe-Debatte nach dem Beispiel Luxemburgs: »Wir wollen nicht, dass die luxemburgische Entscheidung eine Infektion wird.«

In den Niederlanden, die als Vorreiter der Euthanasiebewegung gelten, erregte schon 1969 ein Buch des Autors Jan Hendrik van den Berg Aufsehen: Medizinische Macht und medizinische Ethik. Im Hinblick auf moderne Hochleistungsmedizin forderte er, dass Lebensverlängerung nur noch in »sinnvollen« Fällen anzustreben sei. 1973 wurde hier eine Ärztin zu nur einer Woche Haft verurteilt, nachdem sie den Wunsch ihrer unheilbar kranken Mutter erfüllt hatte, sie zu töten. Euthanasie-Richtlinien erließ das Akademische Krankenhaus Utrecht als erste Klinik. Schon 1990 verständigten sich die Niederländische Ärztevereinigung und das Justizministerium auf freiwillige Meldeverfahren für Euthanasie und medizinisch assistierten Suizid. Zwei Jahre vergingen, dann wurde eine gesetzliche Meldepflicht eingeführt. Nach einer Gesetzesreform durften Ärzte zunächst nur Sterbehilfe an Todkranken leisten, wenn diese unter unerträglichen Schmerzen mehrfach um Tötung gebeten hatten. Noch immer mussten Ärzte damit rechnen, dass Ermittlungsverfahren gegen sie eingeleitet wurden.

Nachdem Sterbehilfe schon lange Praxis war, gab es 1990 eine erste Untersuchung, bekannt als Remmelink-Untersuchung. Sie förderte weitaus mehr Daten zutage, als bislang von Regierungsstellen angegeben worden waren.

So kamen über 19 000 Todesfälle zusammen, bei denen Ärzte das Leben von Patienten beendeten, die längst nicht immer zugestimmt hatten. Zu den 2300 Fällen von Tötung auf Verlangen kamen 1000 Fälle so genannter »unfreiwilliger Euthanasie« ohne Einwilligung, 8100 Fälle von Medikamentenüberdosierung mit der Absicht des Tötens, 7875 Fälle von Behandlungsabbrüchen ohne Verlangen der jeweiligen Patienten.

Der Bericht dokumentiert diese Fälle, bezeichnet sie aber als »normale medizinische Behandlung«.[47]

Tötung auch ohne Verlangen

Im Jahr 1995 starben 3600 Personen durch Euthanasie und ärztlich assistierten Selbstmord, davon rund 1000 ohne Einwilligung. Nur in 36 Fällen wurden Ermittlungen aufgenommen, nur in einem Fall ein Gerichtsverfahren eingeleitet. Nachfragen nach den Tötungen ohne ausdrücklichen Willen der Patienten beantworteten 1996 Ärzte zu 38 Prozent damit, dass »die Angehörigen es nicht länger ertragen konnten«. Kein einziger Arzt wurde bis Ende 1998 verurteilt: allein in diesem Jahr starben rund 4000 chronisch Kranke, Koma-Patienten und Kinder durch Euthanasie. 2001 und 2002 beschlossen die Kammern des niederländischen Parlaments eine weitgehende Freigabe der Euthanasie:

Tötung auf Verlangen und Beihilfe zur Selbsttötung bleiben seit 2001/2002 in bestimmten Fällen straffrei. Auch Jugendliche ab 12 Jahren können – mit Zustimmung von Eltern oder Vormund – rechtswirksam Sterbehilfe verlangen. Dazu müssen drei Bedingungen erfüllt sein:

1. Die Tat muss von Ärztinnen oder Ärzten ausgeführt werden – sonst droht Gefängnisstrafe.
2. Ärzte und Ärztinnen müssen sich nach bestimmten Sorgfaltskriterien richten und
3. sich an die Meldepflicht halten.

Neu ist, dass bereits in einer Patientenverfügung die Bitte um Lebensbeendigung geäußert werden kann – hier ist, so Markus Zimmermann-Acklin[48] – vor allem an Alzheimer-Kranke gedacht.

Offiziell wurden im Jahr 2001 rund 2000 Euthanasiefälle gemeldet, von etwa 5000 spricht eine Regierungsstudie. Man mag also von einer erheblichen Dunkelziffer ausgehen.[49] In einer repräsentativen Umfrage in den Niederlanden gab die Hälfte der Ärzte an, bereits einmal eine »terminale Sedierung« durchgeführt zu haben, primär – zu 51 Prozent – zur Schmerzlinderung, in jedem sechsten Fall jedoch in der erklärten Absicht, den Tod herbeizuführen, berichten Palliativmediziner.[50] Bei »terminaler Sedierung« wird der Patient medikamentös in einen Tiefschlaf versetzt. Er spürt dann keine Schmerzen mehr, doch auch Sondenernährung und Flüssigkeitszufuhr werden eingestellt. Diese Methode ist ein Mittel der Sterbehilfe, das offenbar in den Niederlanden weit verbreitet ist, berichtete das *Deutsche Ärzteblatt online* am 3. August 2004. Nur bei 59 Prozent der Fälle diskutierten die Ärzte die terminale Sedierung mit ihren Patienten, und nur gut ein Drittel erfuhr von der Absicht, Ernährung und Flüssigkeitszufuhr abzubrechen .

Der Osnabrücker Sozialethiker Manfred Spieker teilt mit: »In 648 Fällen mussten Ärzte noch einmal Hand anlegen, weil der erste Tötungsversuch wegen unzureichender Wirkung der tödlichen Medikation misslang. Euthanasie ist nicht Hilfe für Schwerkranke, sondern Instrument einer unblutigen Entsorgung der Leidenden, nicht Zuwendung zum Sterbenden, sondern Verweigerung des medizinischen und pflegerischen Beistandes.« Palliativmedizin ist in den Niederlanden weniger entwickelt.

Nach dem Gesetz ist eine Tötung durch den Arzt ohne Verlangen des Kranken nach wie vor zu bewerten wie Mord oder Totschlag. Aber kein einziger Arzt wurde im letzten Jahrzehnt deswegen vor Gericht gestellt. Kritiker bemängeln, dass ein Schwarzfahrer in der Amsterdamer Straßenbahn ein weitaus größeres Risiko hat, aufzufliegen, als ein Arzt, der illegal einem Patienten die Giftspritze setzt.

Wären sie nicht so makaber, könnte man einigen Fallschilderungen aus den Niederlanden die Qualität schwarzen Humors zuschreiben. So berichtet der *SPIEGEL*-Autor Erich Wiedemann[51]:

»Viele Ärzte erlösen auch Patienten, die gar nicht erlöst werden wollen. Der Staat lässt sie gewähren.«

Da passiert dann etwa auch solch ein Fall: »Die Sache dulde keinen Aufschub, sagte der junge Mann zum Arzt. Flüge und Quartier für die Sommerferien seien fest gebucht, da lasse sich nichts verschieben. Der Doktor solle bitte dafür sorgen, dass der krebskranke Vater den Urlaub nicht durchkreuzen könne. Es gehe ja sowieso zu Ende mit ihm.

Der Hausarzt tat, was er für seine Pflicht hielt. Er verordnete eine hohe Dosis Morphium, von der er annahm, dass sie den alten Herrn töten würde. Doch der Opa dachte nicht daran, sich zu verabschieden. Als der Doktor zurückkam, um den Tod festzustellen, saß der Patient fröhlich auf der Bettkante. Seit Wochen war er zum ersten Mal wieder gut drauf. Denn er hatte endlich so viel Morphium bekommen, wie er brauchte, um seine Schmerzen zu ertragen.«

Die Niederländer, bekannt für Liberalität, wollten ursprünglich die Autonomie des Individuums bis in den Tod. Aber das Blatt wendete sich ungeahnt. So fremd bestimmt wie heute fühlten sich viele noch nie. Deshalb tragen einige Menschen eine »Credo Card« in der Brieftasche, auf der ihr Lebenswunsch eingestanzt ist, oder einfach einen Zettel mit der Bitte: »Maak mij niet dood, Dokter!«

Werben mit dem Sterben?

Den Lebens- (oder Sterbens-)Wunsch von Marlies Kolle (71), der krebskranken Ehefrau des Bestseller-Autors, half nach 47 Ehejahren ihr Ehemann Oswalt Kolle (79) erfüllen. Er war Deutschlands erster Sexualaufklärer der sechziger und siebziger Jahre.

Und zwar »just in time«, d. h. werbetechnisch geschickt, knapp sechs Wochen vor Erscheinen seiner Autobiografie *Ich war so frei*, bekannte Kolle acht Jahre nach dem Tod seiner Frau in der *BILD-Zeitung* vom 22. Juli »Ich gab meiner Frau Sterbehilfe.«

So provokant er wirkt, so erläuterungsbedürftig ist dieser Satz. Denn nicht Kolle »gab Sterbehilfe«, wie die Balkenüberschrift missverständlich angibt. Sondern es handelte sich um einen ärztlich assistierten Suizid, und der ist in den Niederlanden, wo die Kolles seit 1969 lebten, straffrei:

Kolle erinnert jede Sekunde ihres letzten gemeinsamen Weges: »Die neben uns sitzende Ärztin ergriff ganz sanft die Hand meiner Frau und führte sie behutsam zum Rad der Morphiumspritze. Meine Frau hat es selbst gemacht und daran gedreht. Drei Minuten hat es gedauert, dann war meine Frau erlöst.«

In Belgien nahmen im Frühjahr 2008 die Anfragen nach aktiver Sterbehilfe stark zu. Die Medien *De Standaard* und *Het Nieuwsblad* vermuten als Grund dafür, dass Euthanasie immer tabuloser diskutiert werde, nachdem der Schriftsteller Hugo Claus sein Leben im März durch aktive Sterbehilfe habe beenden lassen. Man wisse aber nicht, ob es sich um einen kurzfristigen Anstieg oder ein dauerhaftes Phänomen handele. Im Lande ist auch die Rede von einem möglichen »Werther«-Effekt – Nachahmungstaten, wie sie nach dem Freitod des jungen Werther in Goethes ungeheuer erfolgreichem Roman in Deutschland zu beobachten waren. Der mehrfach als Favorit für den Literatur-Nobelpreis gehandelte Schriftsteller war an Alzheimer erkrankt. Der belgische Kardinal Godfried Danneels kritisierte, dass in den Medien oft mehr über die Todesursache des Autors als über sein Werk berichtet worden sei.[52]

In Belgien wurde als zweitem Land im Herbst 2002 die aktive Sterbehilfe straffrei. Der Personenkreis, für den Tötung auf Verlangen erlaubt ist, ist weit gefasst: unheilbar kranke Menschen, auch, wenn sie nicht in absehbarer Zeit sterben werden (in diesem Fall nach Konsultation eines zweiten Mediziners), aber auch Patienten mit dauerhaftem psychischen Leiden. Zwischen dem Sterbeverlangen und der Tat muss mindestens ein Monat vergehen.

Bedingungen sind

1. Volljährigkeit,
2. Vollbesitz geistiger Kräfte,
3. schriftliche Mitteilung des Todeswunsches, notfalls auch durch eine Person seines Vertrauens.

Offiziellen Statistiken zufolge ist die Zahl der Fälle von Sterbehilfe deutlich gestiegen, seit sie 2002 legalisiert wurde. In den Jahren 2004 und 2005 wurden 742 Fälle registriert, 2006 wurden bereits 37 Fälle pro Monat erwartet. Die Hälfte der Sterbehilfe-Patienten war zwischen 60 und 80 Jahre alt. Auf der Grundlage einer vorher verfassten Willenserklärung wurden nur 2 Prozent der Tötungen durchgeführt.

11 Noch konsequent

Frankreich – und der Fall der Chantal Sébire

In Frankreich hat sich das Nationale Ethik-Komitee im Jahr 2006 dafür ausgesprochen, dass aktive Sterbehilfe ein Straftatbestand ist. Zugleich forderte das Gremium, dass Palliativmedizin in den Krankenhäusern auszuweiten sei. Hier ist sowohl die aktive Sterbehilfe – als absichtliche Tötung – als auch die Beihilfe zum Suizid – im Sinne einer unterlassenen Hilfeleistung – verboten. Auf Behandlungen zu verzichten oder sie abzubrechen unterliegt ärztlichen Richtlinien. 2005 kam eine Neuregelung hinzu: passive Sterbehilfe wurde unter strengen Auflagen erlaubt. Das neue Gesetz lässt zu, dass mindestens zwei Ärzte zusammen mit Angehörigen Entscheidungen treffen können, die zur passiven Sterbehilfe führen. Es soll vermieden werden, dass unzumutbare Weiterbehandlungen erzwungen werden können.[53] Aktive Sterbehilfe straffrei zu stellen wird von einigen Initiativen verfolgt, bislang jedoch ohne Erfolg.

Über 2000 französische Ärzte, Schwestern und Pfleger erklärten im März 2007 öffentlich, Patienten beim Sterben geholfen zu haben.

Anfang 2008 hat der Selbstmord einer 52-jährigen Krebspatientin in Frankreich eine heftige Sterbehilfe-Debatte ausgelöst. Chantal Sébire, deren Foto aus der Zeit vor der Erkrankung eine lebensfrohe Mutter und ehemalige Lehrerin zeigt, litt an einem seltenen Tumor der Nasennebenhöhle. Er hatte sich so ausgebreitet, dass von der Augen- bis zur Mundhöhle das ganze Gesicht entstellt war. »Der Krebs wütete unaufhaltsam, Heilungsmöglichkeiten gab es nicht«, berichteten die Medien. Ein Gericht in Dijon lehnte ihren Antrag auf aktive Sterbehilfe ab. Am 19. März konnten die Zeitungen dann nur noch ihren Suizid melden.

Beizeiten womöglich heilbar?

Ganz anders stellte indessen das *TIME Magazine* am 1. April 2008 die Situation dar.[54] Die französische Öffentlichkeit sei nicht korrekt informiert gewesen. Chantal Sébire habe vielmehr fast ein halbes Jahrzehnt lang die Behandlung ihrer Krankheit abgelehnt, bis der Tumor sich so ausgebreitet hatte, dass sie nur noch ihren Tod herbeisehnte.

Ärzte, die den Fall sehr genau kannten, haben den *TIME*-Redakteuren berichtet, dass dieser Gesichts-Krebs – ein so genanntes Esthesioneuroblastom – zwar höchst selten sei, aber heute könne man ihn durch Früherkennung und anschließende Operation so gut beherrschen, dass viele Patienten wieder ein normales Leben führen könnten.

Als aber ihre Krankheit nach ständigem Nasenbluten entdeckt worden sei, habe Frau Sébire Operationsvorschläge abgelehnt, ebenso Palliativmaßnahmen und schmerzdämpfende Medikation. Als die Tumore dann zu groß geworden waren und ihr Gehirn in Mitleidenschaft zogen, habe die Patientin offenbar die Entscheidung getroffen, sich um die verbotene Sterbehilfe zu bemühen – bei den gleichen Ärzten, deren Behandlung sie zuvor zurückgewiesen hatte. »Von dem Moment an, als sie chirurgische Behandlung zurückwies, war das Wachstum des Tumors bis zum tödlichen Ausmaß eine klare Sache«, sagt Jean-Louis Béal, Palliativ-Chef der Universitätsklinik in Dijon. Mindestens drei französische Kliniken hätten ihr eine Operation mit bis zu 70 Prozent Erfolgsaussichten angeboten, selbst bei einem möglichen Risiko. Béal zitiert die Patientin: »Medikamente sind chemische Substanzen, Chemikalien sind giftig, und ich will nicht alles noch schlimmer machen, indem ich mich vergifte.« Zum Ende hin, schließt der Palliativmediziner, habe sie die Mediziner angefleht, ihre eben jene Medikamente zur Sterbehilfe zu beschaffen, die sie vorher zur Behandlung abgelehnt hatte.

Umfrageergebnisse schnellten sprunghaft in die Höhe bis zu 87 Prozent für aktive Sterbehilfe. Ob das auch so gewesen wäre, hätte die Öffentlichkeit während ihres Kampfes um Sterbehilfe die Vorgeschichte gekannt, mag offen bleiben.

Axel Kahn, als Arzt ein führendes Mitglied des Nationalen Ethikrates in Frankreich, bewertet die öffentliche Reaktion als mitfühlend und emotional: »Eine klare Analyse, ob ihr eigener spezieller Umgang mit der Krankheit ihren Todeswunsch ad absurdum geführt habe, beruht auf rationalen Schlüssen. Und nur selten auf der Welt wird das Rationale über das Emotionale siegen.«

Das Medikament, das zur Anwendung kam, ist in Frankreich nicht im Handel, wohl aber in der Schweiz. Die Spuren der Autopsie weisen zu Dignitas. Dagegen protestierte die französische Vereinigung ADMD, die »für ein Recht auf ein Sterben in Würde kämpft«. Chantal Sébire hat ihr zu neuer Publizität verholfen; sie sucht gerade einen weiteren Vollzeitmitarbeiter.

Einen starken Ausbau der sterbebegleitenden Palliativmedizin plant seit Mitte 2008 die französische Regierung. Staatspräsident Sarkozy stellte einen Plan vor, der eine Verdoppelung von Palliativplätzen binnen vier Jahren vorsehe, berichtete die Wochenzeitung *la vie*. Dafür und für die Ausbildung von Medizinern und Pflegepersonal sowie für eine landesweite Telefonberatung sollten rund 215 Millionen Euro bereitgestellt werden.

In katholischen Ländern verboten

Im fast durchgehend katholischen Italien – wie auch in Spanien, Polen und Griechenland ist Sterbehilfe streng verboten. Immer wieder macht der Vatikan gegen Euthanasie mobil.

Im Jahr 2006 kam es in Italien zu einem Eklat um den unheilbar kranken Piergiorgio Welby. Er hatte Muskelschwund, 40 Jahre lang, und er konnte sich nur noch mit den Augen verständlich machen. Dann stellte sein Arzt das Beatmungsgerät ab. Die Kirche verweigerte daraufhin dem Toten eine religiöse Begräbniszeremonie.

Im Juli 2008 erlaubte das Mailänder Berufungsgericht dem Vater einer jungen Italienerin, die seit 16 Jahren im Koma liegt, die künstliche Ernährung seiner Tochter einzustellen. Sie war 1992 nach einem Autounfall ins Koma gefallen und nicht mehr erwacht.

Der »anhaltend vegetative Zustand (PVS/Persistant vegetative status)« – so die wenig humane Bezeichnung eines komatösen Zustandes – sei unumkehrbar, urteilte das Gericht.[55]

Trotz generellen Verbotes können Sterbehelfer in Spanien und Italien auf ein milderes Urteil hoffen, wenn der Patient zuvor schwer leiden musste und Helfer sich von Mitleid leiten ließen. Und Andalusiens Regionalregierung hatte 2007 sogar einem Sterbewunsch nachgegeben – trotz nationaler Verbote.[56] Generell ist in Europa in puncto liberalerer Handhabung ein Nord-Süd-Gefälle festzustellen.

In den USA stimmte im April 2000 eine Justizkommission des US-Senats einem Gesetz zu, das die ärztliche Hilfe zum Selbstmord verbietet. Danach ist es Ärzten verboten, zum Tode führende Medikamente zu verschreiben. Gleichzeitig wird eine wirksamere Anwendung von Medikamenten zur Schmerzlinderung empfohlen. Bei Verstößen drohen maximal 20 Jahre Haft.

Im Bundesstaat Oregon ist das anders. Hier gilt das einzige Euthanasie-Gesetz in den USA. Seit das Gesetz 1997 erlassen wurde, haben nach amtlichen Angaben bislang etwa 50 todkranke Menschen von ihrem Recht Gebrauch gemacht, ihren Arzt um ein Medikament zu bitten, das den Tod herbeiführt.

12 Ärzte am Scheideweg

Praxis-Interview I: »Töten ist gegen ärztliches Ethos«

Der Arzt soll und darf nichts anderes tun, als Leben erhalten, ob es ein Glück oder Unglück sei, ob es Wert habe oder nicht, dies geht ihn nichts an. Und maßt er sich einmal an, diese Rücksicht in sein Geschäft mit aufzunehmen, sind die Folgen unabsehbar, und der Arzt wird der gefährlichste Mann im Staat.

Christoph Wilhelm Hufeland, deutscher Arzt (1762–1836)

Diese Prinzipien haben unbestreitbaren Wahrheitsgehalt. Sie sollten bis in die Gegenwart gelten, und teilweise trifft das auch zu. Aber sie stammen aus einer Zeit, in der die Endlichkeit menschlichen Lebens zum alltäglichen Bewusstsein gehörte.

Seither wecken Fortschritte auf allen Gebieten der Medizin immer wieder die trügerische Hoffnung, irgendwann den Tod überlisten zu können, bei Patienten wie Akteuren. Die Grenzen des Lebens sind flexibler geworden. Das schafft Situationen, für die moderne Gesellschaften mit der Illusion der Machbarkeit nicht gerüstet sind. Wenn Medizin nicht mehr heilen kann, soll sie uns wenigstens ein rasches sanftes Ende bescheren, ist dann oft als Wunsch zu hören. Kein Zufall, dass eine Sterbehilfe-Debatte ausschließlich in entwickelten Industrienationen aufkam.

Das Drängen auf aktive Sterbehilfe oder doch wenigstens ärztlich assistierte Selbsttötung trifft in Deutschland auf klare Ablehnung: »Aktive Sterbehilfe ist unzulässig und mit Strafe bedroht, auch dann, wenn sie auf Verlangen des Patienten geschieht. Die Mitwirkung des Arztes bei der Selbsttötung widerspricht dem ärztlichen Ethos und kann strafbar sein. Diese Grundsätze können dem Arzt die eigene Verantwortung in der konkreten Situation nicht abnehmen. Alle Entscheidungen müssen individuell erarbeitet werden.«

In den Grundsätzen der Bundesärztekammer zur ärztlichen Sterbebegleitung, wie sie in der Präambel zusammengefasst sind, sind die Aufgaben der Ärzte im 21. Jahrhundert in der Einleitung so umrissen, dass der Spagat ihrer Verpflichtung in der Gesellschaft bereits deutlich wird:

»Aufgabe des Arztes ist es, unter Beachtung des Selbstbestimmungsrechtes des Patienten Leben zu erhalten, Gesundheit zu schützen und wieder herzustellen und Sterbenden bis zum Tod beizustehen. Die ärztliche Verpflichtung zur Lebenserhaltung besteht daher nicht unter allen Umständen.«[57]

Dies Letztere gilt, wenn kurative Maßnahmen von palliativen abgelöst werden müssen oder wenn ein offensichtlicher Sterbevorgang durch lebenserhaltende Therapien künstlich in die Länge gezogen würde. Das Gleiche gilt für Patienten, die sich zwar noch nicht im Sterben befinden, aber nach ärztlicher Erkenntnis nach aller Voraussicht in absehbarer Zeit sterben werden, wenn lebenserhaltende Maßnahmen Leiden nur verlängern würden und die Änderung des Therapieziels dem Willen des Patienten entspricht.[58]

Ärztliche Sterbebegleitung besteht in palliativ-medizinischer Versorgung und damit auch in Beistand und Sorge für Basisbetreuung.

Wie sieht das in der Praxis aus? Ich habe einen Arzt mit jahrzehntelanger Klinikerfahrung gefragt: Professor Dr. Linus Geisler; er war von 1976 bis 1999 Chefarzt der Inneren Abteilung des St.-Barbara-Hospitals Gladbeck und von 2000 bis

2002 und von 2003 bis 2005 Sachverständiger der Enquete-Kommission »Recht und Ethik der modernen Medizin«.[59]

Das Interview

Ursel Fuchs: Lassen Sie uns am Anfang über den schrecklichen Fall der Frau in Frankreich sprechen, die kürzlich durch Suizid gestorben ist. Ihr Wunsch war es gewesen, nach ihrer zerstörerischen Krebserkrankung von ihrer Krankheit erlöst, das heißt vom Leben zum Tod befördert zu werden. Was sagen Sie als Mediziner, wenn ein Mensch wie sie diesen Todeswunsch hat?

Linus Geisler: Mich hat dieser Fall sehr erschüttert. Es gab ja auch in den Medien Bilder von dieser Frau, und ich habe selten ein so von Krankheit zerstörtes Gesicht gesehen. Ich denke, man muss bei der Antwort trennen zwischen Verstehen und sogar tiefem Verstehen eines Wunsches – und der Frage, wie weit man das für richtig hält oder wie weit man es wirklich für praktikabel und nachvollziehbar hält. Ich versuche, zu begründen, dass die Aufgabe des Arztes darauf gerichtet ist, das Leben kranker Menschen besser zu gestalten. Aber seine Aufgabe endet meines Erachtens ganz klar an der Grenze, wo er Menschen töten soll. Menschen zu töten, egal aus welchem Grunde, kann nicht mehr ärztliche Aufgabe sein.

Fuchs: Auch nicht, wenn das Leiden so unerträglich wird wie in einem solchen Fall?

Geisler: Ich denke, man muss das Berufsethos und das Berufsziel des Arztes sehen. Es gibt keinen therapeutischen Auftrag, der lautet: »Du sollst töten«. Ärztlicher Auftrag kann nur sein: heilen, linden, trösten, aber er kann nicht sein zu töten.

Fuchs: Wir lesen immer wieder, dass wir uns das Sterben, obwohl es ein absolut individuelles Erleben ist, etwas schön denken, wenn wir glauben, dass es oft ganz friedlich ist. Es ist eigentlich ein Hinübergehen, und es ist nur in Ausnahmefällen dramatisch und qualvoll. Der Autor Nuland[60] berichtet jedoch, selten sei es kampflos. Was sagt Ihre Erfahrung von über 40 Jahren?

Geisler: Sie ist anders. Nun muss man bei Nuland folgendes bedenken: Sein Buch *Wie wir sterben* ist schon 15 Jahre alt. Damals war die Palliativmedizin doch noch deutlich weiter zurück, als sie es heute ist. Das Zweite: Was er in seinem Buch schreibt, ist sozusagen eine Abrechnung mit seinem eigenen ärztlichen Leben. Und er ist ja ein älterer Herr, das heißt, er hat Phasen erlebt, wo es noch schrecklich zuging in der Schmerztherapie – die habe ich auch noch erlebt, wo man wirklich damals Menschen hat leiden lassen und ihnen eine einzige Spritze Morphin verweigert hat.

Etwas kritisch bin ich auch, weil Nuland, der Chirurg war, sich auf internistische Krankheiten wie Herzinfarkt, Schlaganfall und Alzheimer bezieht. Hier weiß ich nicht, wie weit seine Kompetenz wirklich reicht. Ich glaube, das Szenario hat sich grundlegend geändert. Palliativmedizin kann heute Dinge leisten, die vor 25 Jahren noch nicht denkbar waren.

Wir haben ja sehr häufig beim Thema Sterben Krebskranke vor Augen. Ich weiß nicht, warum. Krebs ist sicherlich eine der schwierigsten und schmerzhaftesten Arten zu sterben. Aber es gibt wirklich ganz andere Arten zu sterben. Man kann an Tuberkulose sterben, das muss überhaupt nicht schmerzhaft sein, das kann sehr sanft sein. Es gibt den ganz plötzlichen Tod, da erlebt man überhaupt nichts im Sterben. Und es gibt natürlich, jetzt aus der Sicht des Internisten, z.B. den Patienten mit einer

Leberzirrhose, der ins Koma fällt und eigentlich nichts von seinem Sterben merkt.

Insofern gibt es keine pauschale Antwort darauf, wie Menschen sterben. Man kann nicht sagen, Sterben ist unsanft und mit Kampf verbunden. Man muss differenzieren nach den Krankheitsbildern, und außerdem nach palliativmedizinischen Methoden, die verfügbar sind.

Fuchs: Wenn wir immer so schnell an Krebs dabei denken, dann vielleicht auch, weil manche Mediziner Krebs als Leitkrankheit unserer Zeit bezeichnen? Sind denn schwerste Krebsschmerzen auch palliativ zu beherrschen?

Geisler: Heute steht eine umfassende Palliativmedizin zur Verfügung, die alles mit einbezieht, und dazu gehört ja nicht nur die Schmerztherapie, sondern auch die ganze psychologische und psychosoziale Seite. Dazu gehört z. B. die spirituelle Seite des Krankseins, worauf die Amerikaner besonders großen Wert legen. Wenn man die Gegenfrage stellt: Wie häufig kann auch optimal eingesetzte Palliativmedizin nicht erreichen, dass ein Patient erträglich schmerzfrei wird?, hört man leider keine guten Zahlen, weil man das alles auch schlecht definieren kann. Nach allem, was ich weiß und selbst erlebt habe, könnte man ganz vorsichtig sagen: Bei etwa 5 Prozent der Patienten mit schweren Schmerzen gelingt es nicht, sie wirklich befriedigend zu behandeln, aber bei den meisten durchaus. Was immer noch bleibt und was dann letzten Endes zu einem Wegfall der Schmerzwahrnehmung führt, ist die sogenannte palliative Sedierung. Dabei wird der Patient mit seinem Einverständnis in einem Zustand dauerhafter Bewusstseinseinschränkung bis zur tiefen Bewusstlosigkeit gehalten.

Fuchs: Das bringt doch wohl das Problem der schmalen Grenze zu einer indirekten Sterbehilfe mit sich?

Geisler: Ja!

Fuchs: Je nachdem, wie die Absichtslage ist?

Geisler: Ja, aber das ist in der Palliativmedizin sowieso der Fall. Das bedeutet auch, dass es in diesen Endstadien des menschlichen Lebens Handlungsformen geben kann, eine Intention, die zwar nicht das Lebensende des Patienten beinhaltet, aber es in Kauf nimmt. Dieser Sektor des In-Kauf-Nehmens ist ethisch auch vertretbar. Aber das kann sehr schwierig werden. Es kommt auf die innere Einstellung des Therapeuten an.
Sigmund Freud hat über Jahrzehnte an die 30 Kieferkrebsoperationen durchgemacht. Er hatte einen Freund und Hausarzt im wahrsten Sinne des Wortes, Max Schur. Und als er dann nicht mehr konnte, sagte er: Jetzt, lieber Freund, jetzt ist es soweit, jetzt mache das, was wir besprochen haben, und Schur hat ihm 20 mg Morphin gespritzt, was sehr wenig ist. Ich frage mich, was wollte Schur? Wollte er Freud nur schmerzfrei machen, oder wollte er diese Therapie mit dem Ziel der Lebensbeendigung einsetzen?

Fuchs: Wie war der Effekt?

Geisler: Freud ist nach der Spritze nicht mehr aufgewacht. Aber das könnte man natürlich aus einer anderen Perspektive auch als Inkaufnahme einer bekannten Nebenwirkung auslegen.

Fuchs: Aber die ist straffrei?

Geisler: Das ist straffrei, wenn die Intention war, rein palliativ ohne Tötungsabsicht zu therapieren.

Fuchs: Wobei der Arzt sich festlegt, was seine Absicht ist – oder wird er meist mit Angehörigen auch die Eventualitäten besprechen?

Geisler: Dabei wird leicht übersehen, dass es sehr häufig so etwas wie stille Übereinkünfte zwischen Arzt und Patient inklusive auch Pflegepersonen und Angehörigen gibt. Es wird überhaupt nichts gesprochen, aber alle sind sich einig: Das ist jetzt der Zeitpunkt, an dem man das Sterben zulassen kann.

Fuchs: Aber gerade hier sagen die Befürworter von Sterbehilfe: das ist die Grauzone.

Geisler: Es wird immer eine Grauzone bleiben, das liegt in der Natur der Sache. Das lässt sich nicht schematisieren, nicht reglementieren. Man kann es juristisch einigermaßen abgrenzen, aber auch da gibt es Schwierigkeiten. Wenn ein Patient mir sagt: »Ich möchte, dass das alles vorbei ist«, und ich mache Palliativmedizin bei ihm, und als Nebenwirkung kommt es zu einem Atemstillstand und das Leben ist beendet – ist das Töten auf Verlangen? Ich glaube nicht. Aber ein Jurist könnte das so interpretieren, wenn er dies als Vorsatz interpretiert. Also ein ganz schwieriges Gebiet. Deswegen ist eine hohe Individualität erforderlich und vor allem das, was manche Ärzte noch nicht so optimal entwickelt haben: Empathie, also die Fähigkeit, sich in den Patienten, soweit es überhaupt zwischen Menschen geht, hineinzuversetzen.

Fuchs: Werden junge Mediziner im Studium und in der Ausbildung auf diese sensiblen Situationen vorbereitet?

Geisler: Palliativmedizin ist inzwischen ein Lehrfach, und in der neuesten Approbationsordnung wird beides auch geprüft, Palliativmedizin und Schmerztherapie. Eine Ausbildung ist also inzwischen vorgegeben.
Häufig ist es aber so – das muss man einfach klar sehen –, dass viele angehende Ärztinnen und Ärzte zwar mit einem großen psychosozialen Engagement anfangen und dann mit naturwissenschaftlichem Faktenwissen überschüttet werden. Und es ist gut untersucht, dass von Semester zu Semester dieser innere Drang, Menschen so zu begegnen, mehr und mehr unterdrückt wird. Natürlich ist es leichter, Dinge zu lernen, bei denen ich nur etwas ankreuzen muss, z. B. welche Strahlendosis man verwenden darf, als sich mit den Grundlagen und Feinheiten der Schmerz- und Palliativmedizin auseinanderzusetzen.
Außerdem glaube ich, dass dieses Vermögen nur zu einem gewissen Teil lehrbar ist. Ein Teil palliativmedizinischen Könnens wird nur vermittelbar sein erstens durch – was auch leider nicht so ganz häufig ist – das Vorbild eines Lehrers, dann aber auch durch Teamarbeit, die außerordentlich wichtig ist. Gerade auf dem Feld der Palliativ- und Hospizmedizin geht es nicht ohne Supervision, ohne Teamarbeit, ohne freies, offenes und gegenseitiges Bewerten dessen, was man für richtig hält, was man tun möchte und was man getan hat. Dann ist die Chance größer, zu Entscheidungen zu kommen, die dem Patienten nützen.

Fuchs: Das klingt nach hohem Zeit- und Personalaufwand. Leisten wir uns schon so viel gute Palliativmedizin, wie wir eigentlich bräuchten?

Geisler: Das kann ich ganz klar beantworten: die leisten wir uns mit Sicherheit nicht, vor allem nicht im ambulanten Sektor. Es gibt einen sehr guten Indikator dafür; das ist der Morphinverbrauch pro Kopf und kg in einem Land. Denn Morphin wird ja nur für die Schmerztherapie eingesetzt. Der Morphin-Bedarf für das Jahr 2002 betrug pro 1 Million Einwohner in Deutschland 22,2 kg, in Frankreich 86,0 kg und in Großbritannien, dem Ursprungsland der Palliativmedizin 353,5 kg.

Fuchs: Wegen der viel zitierten Angst vor Betäubungsmittelmissbrauch?

Geisler: Ja, genau. Und weil es diese falschen Vorstellungen gibt, dass sich bei den schmerztherapeutischen Anwendungen von Morphin eine Sucht entwickelt. Es entwickelt sich natürlich eine Toleranz gegenüber dem Medikament. Aber die Dosissteigerung hat dann eigentlich nichts mit Sucht zu tun, sondern sie hat etwas mit dem Bedarf zu tun, gemessen an den vorhandenen Schmerzen. Ich habe 1960 als ganz junger Arzt erlebt, dass eine alte Krankenschwester nach einem sehr schmerzhaften Eingriff an der Niere nach der Operation eine Spritze Morphin bekam; am nächsten Tag wollte sie noch mal eine Injektion. Die wurde noch gerade so gegeben. Und am dritten Tag verlangte sie wieder – was völlig angemessen war – nach einer Injektion. Da schrie sie der Chefarzt an: »Sie sind ja süchtig wie eine Chinesin!« Eigentlich war der Chefarzt ein sehr engagierter Mann, ein guter Arzt, aber er lebte noch in dieser überholten Vorstellung. Solche eingefahrenen Haltungen zu überwinden, das braucht seine Zeit.

Fuchs: Und warum ist das in anderen Ländern anders?

Geisler: Ich glaube, diese ganz strikte und rigorose Betäubungsmittelgesetzgebung bei uns hat enorm geschadet. In anderen Ländern ist man eben außerordentlich offensiv

daran gegangen. Ein klassisches Beispiel ist Cicely Saunders in Großbritannien mit der Gründung der Palliativmedizin, die davon ausging, sie behandle Lebende und nicht Sterbende. Sie sagte immer: »Du lebst. Solange Du nicht gestorben bist, bist Du für uns ein Lebender und wir werden alles tun, damit dieses Leben so gut und angenehm und erträglich verläuft, wie Du es möchtest.« Sie sagte aber auch: »Wenn ein Patient um Sterbehilfe bittet, dann haben wir unsere Arbeit nicht richtig gemacht!« Das war ihre stehende Rede.
Heute muss man sagen: Es ist deutlich besser geworden, etwa seit Mitte der achtziger Jahre. Es gibt einige Lehrstühle für Palliativmedizin. Vor allem sind gerade die Pflegekräfte zum Teil sehr viel besser palliativ-medizinisch geschult als die Ärzte. Aber das liegt natürlich immer noch weit hinter dem, was gebraucht wird. Und was vor allem ein großer Mangel ist: Es desillusionierend, wenn ein Patient zwei, drei Wochen lang zwar in einer Klinik eine sehr gute Palliativmedizin bekommt, die ihn so weit wieder auf die Beine bringt, dass er nach Hause entlassen wird – und dann bricht diese Behandlung abrupt ab. Das heißt mit anderen Worten: die ambulante Palliativ- und Hospizmedizin müsste viel weiter ausgebaut und gestärkt werden. Aber das gelingt wieder nur im Verbund, denn das kann auch der einzelne Hausarzt nicht als Einzelkämpfer leisten. Er muss Kontaktmöglichkeiten zur Klinik, zu einem Hospiz haben, in irgendein Netzwerk integriert sein. Das alles ist erst noch im Kommen.

Fuchs: In Aachen gibt es wohl zwei, drei Ärzte, die sich mit ehrenamtlichen wie auch mit Pflegekräften wie Hospizlern zusammen tun, aber sie sagen: Das können wir fast nur ehrenamtlich leisten. Es wird nicht im angemessenen Maße vergütet.

Geisler: Also ich sage das offen und frei: Wir haben Seminare für Ärzte in Palliativmedizin angeboten, und ein Kollege fragte als erstes: »Kann man da auch IGeL (Individuelle Gesundheits-Leistungen) abrechnen?«

Fuchs: Für jemanden, der seinen Auftrag im Therapeutischen sieht, ist ja irgendwo ein Punkt erreicht, an dem es nicht weitergeht. Wie kann ein Arzt sich daran gewöhnen?

Geisler: Ich glaube, an diesen Punkt kommt jeder Arzt einmal. Das wird gar nicht zu vermeiden sein. Die Frage ist aber, wie man das Arztbild, das eigene Arztbild strukturiert, aufbaut, begründet, erlebt und mit der Zeit auch entwickelt. Und es hängt sicherlich auch von der Primärstruktur des Arztes ab. Wenn jemand Arzt wird, der ein schwaches Selbstwertgefühl hat, dann bieten sich für ihn solche helfenden Berufe sehr gut an, weil man hier sehr viel Macht ausüben kann über andere Menschen und sich selbst auf diese Art überhöhen kann. Umso tiefer ist aber dann der Absturz, wenn man dann wirklich an einen Punkt kommt, an dem man anscheinend oder scheinbar nichts mehr machen kann. Das sind Arztcharaktere, die ich durch Burnout und ein Nicht-zu-Rande-Kommen gefährdet sehe.

Ich glaube übrigens, dass man kann immer etwas bewirken kann – und wenn man nur einfach dabeisitzt. Zwei Charakteristika sind für den Arzt wichtig: einmal Mut für bestimmte Dinge, aber auch Demut. Und wenn ich Demut wirklich lerne und Demut verstehe, dass ich nicht der bin, der das ewige Leben garantieren will und kann und den Todestag so weit hinausschieben kann, dass es ihn überhaupt nicht mehr gibt, dann kann Scheitern verhindert werden. Wenn ich mit mir im Reinen bin und sage: Ich tue alles, was ich kann und was ich nach meinem Dafürhalten glaube, verantworten zu können, dann ist auch ein Punkt gekommen, an dem es mir nicht mehr schwer fallen darf zu sagen: Ich kann zumindest, was die medizinisch-technische Seite anbetrifft, nichts mehr tun.

Dieses »Austherapiert« ist ja ein schreckliches Wort. Es gibt gar kein »Austherapiert«. Es gibt immer noch etwas zu tun. Der englische Dichter Milton hat gesagt: »Auch die, die nur dabei stehen, dienen.« Er meinte, schweigend dabei zu sein und einfach präsent zu sein – was Ärzten schwer fällt, präsent zu sein, denn sie sind mit ihren Gedanken meist schon ganz woanders – diese Präsenz hat eine unglaubliche Wirkung.

Ich habe einmal Leitlinien für das ärztliche Verhalten in der Palliativmedizin entwickelt und gesagt, dass es gerade in den ganz späten Stadien eine Regel gibt, die würde ich bezeichnen als »mit leeren Händen kommen«. Mit leeren Händen zu kommen bedeutet nicht, zu glauben, immer noch etwas anbieten zu müssen, Vorurteile zu haben, den Patienten einzuordnen, dort wo ich es möchte, Ratschläge zu geben, die keine mehr sind – sondern wirklich nur noch sozusagen mit leeren Händen dazustehen, ohne große Worte, aber bereit, aufzunehmen und sich einzufühlen, also wirklich da zu sein.

Das kann man fast immer! Aber zugegeben: Dafür brauchen wir vielleicht ein paar Jahre, bis wir soweit sind. Und das kann im Studium alleine nicht vermittelt werden.

Fuchs: Was wünschen sich Menschen in der letzten Lebensphase, und was fürchten sie umgekehrt?

Geisler: Da ist mittlerweile ganz gut untersucht. Es gab im Jahr 2000 ein ganzes Heft des *British Medical Journal* über den »guten Tod« – hochinteressant. Darin wurden auch Studien und Untersuchungen über den guten Tod präsentiert. Die kann man so zusammenfassen: einmal ein deutlicher Wunsch nach Information, weil zu viel Information vorenthalten wird, also die Wahrheit über den jetzigen Krankheitsstand, über die Perspektiven, über die Sache selbst. Wahrhaftigkeit ist das Entscheidende.

Fuchs: Was meinen Sie, warum solche Dinge vorenthalten werden?

Geisler: Weil es leichter ist, die Wahrheit nicht zu sagen, als die Wahrheit angemessen zu sagen. Da mag so etwas wie Mitleid dahinter stehen, aber die gehört sicherlich in die Kategorie des falschen Mitleids. Freilich steht dahinter auch die Angst des Therapeuten selbst.

Das zweite ist der Wunsch nach Selbstbestimmung. Den Verlust der Autonomie fürchten ja viele sehr, dass sie also in einen Zustand geraten, wo nur noch andere über sie bestimmen und ich nicht mehr selbst bestimmen kann. Allerdings bin etwas skeptisch gegenüber diesem heute so rigoros gepredigten Autonomieanspruch des Patienten und der völligen Verdammung dessen, was man als »Paternalismus« bezeichnet, weil ich glaube, dass auch ein milder Paternalismus in bestimmten Zeiten durchaus seine Berechtigung hat. Man kann so krank sein, gerade bei Krankheiten am Lebensende, dass man auch nicht mehr wünscht, selbst zu bestimmen, sondern nur noch eins wünscht, dass andere etwas für einen tun. Da stehen also Fürsorge und Selbstbestimmung in einem scheinbaren Spannungsfeld.

Wenn ich dann eine gute Palliativ-Medizin sehr fürsorglich mache, dann gelingt es mir vielleicht, auch die körperlich-seelische Verfassung des Patienten so zu stärken, dass er wieder zu autonomen Verhaltensweisen fähig wird. Ich habe dafür den Begriff der »gestützten Autonomie« geprägt, der zunächst paradox klingt, aber eigentlich nur bedeutet, dass Autonomie manchmal erst durch Fürsorge wieder erreicht werden kann.

Was konkret viele Patienten befürchten, sind die Schmerzen, ist die Einsamkeit. Dazu gibt es viele gute Bücher, z.B. *Über die Einsamkeit der Sterbenden in unseren Tagen* von Norbert Elias.
Patienten befürchten das Getrenntsein, sie fürchten auch den Ort des Sterbens. Wobei man auch sagen muss, es wird viel mit Klischees gearbeitet. Es taucht z.B. immer das berühmte Bild des im Badezimmer auf der Station Sterbenden auf. Das gibt es heute nicht mehr. Heute stirbt keiner mehr in einem Badezimmer.
Ein weiterer Wunsch ist, eine wirklich gute emotionale und auch spirituelle Unterstützung zu bekommen und auch bestimmen zu können, wann man selbst eine Therapie nicht mehr für sinnvoll hält. Denn keine Therapie – mag sie noch so wichtig sein und konkret als notwendig angesehen werden – kann ohne den Patientenwunsch durchgeführt werden.
Dazu kommt noch etwas sehr Wichtiges, weil es einen therapeutischen Ansatz gibt. Wenn man sich die Patienten anschaut in Endstadien des Lebens, die den Wunsch nach Suizid oder nach Lebensbeendigung äußern: Ein ganz hoher Prozentsatz von depressiven Patienten ist dabei.

Fuchs: Waren sie es schon vorher oder sind sie es geworden?

Geisler: Es sind Patienten, die durch ihre Krankheit depressiv geworden sind, oft auch wegen mangelhafter Fürsorge und palliativer Betreuung. Wenn man diese Depression behandelt, gezielt, medikamentös, psychotherapeutisch, und eine gute palliative Versorgung bietet, dann nimmt dieser Wunsch zu sterben oder sich selbst zu töten ganz deutlich ab.

Fuchs: Sind das denn dieselben Menschen, die sich in letzter Zeit sich so vehement für Sterbehilfe einsetzen?

Geisler: Ich glaube nicht. Die sehen den Schritt davor nicht. Die hören nur den Satz: »Ich möchte unter allen Umständen heute noch sterben.« Wir wissen nicht, welche biografische Entwicklung hinter dem Ganzen steht und welcher psychische Verfassung im Augenblick dominiert.

Fuchs: Oft hören wir ja, dass das heißen könnte: »Ich will so nicht mehr leben«, aber von Depression ist meist weniger die Rede.

Geisler: Es ist ein bekanntes Phänomen für Fachleute, die sich damit ein bisschen beschäftigen, dass die Behandlung der begleitenden Depression Wunder wirken kann. Und noch ein Phänomen ist wichtig, das wird auch vielfach nicht richtig gesehen: Die Wünsche von Sterbenden sind keineswegs konstant, sondern können sehr stark fluktuieren und zwar innerhalb kurzer Zeit. Ich habe immer wieder Patienten im Spätstadium erlebt, die morgens bei der Visite gesagt haben: »Ich will nur noch sterben und nichts anderes«, und abends sich dann aber bei der Schwester beschwert haben, weil die Suppe nicht wirklich gut gesalzen war. So kann die Perspektive im Laufe eines Tages schwanken.
Deswegen so einen Punkt herauszugreifen: »Der hat das da gesagt«, wird der Sache nicht gerecht und führt ganz sicher zu Fehleinschätzungen. Es gehört eine psychologische Langzeitbetrachtung des Sterbens dazu.

Fuchs: Natürlich gibt es auch noch die ökonomische Seite.

Geisler: Ja, und der Druck kann sehr stark sein und von verschiedensten Seiten ausgehen. Was ich z. B. sehr gut verstehen kann, sind durch die jahrelange Pflege Demenzkranker total erschöpfte Menschen, die dann endlich auch einmal wagen, das aussprechen, was sie sich wünschen:

»Hoffentlich stirbt er bald.« Das ist wirklich nachvollziehbar.

Oft hat der Wunsch Angehöriger, das Leben des Patienten beendet zu sehen, aber auch ganz andere Wurzeln. Die Angehörigen sagen zwar, der arme Mensch kann das nicht mehr aushalten, aber in Wirklichkeit können *sie* es nicht aushalten, sein Sterben. Ich habe einmal eine Patientin erlebt, eine Ärztin, das hat mich sehr beeindruckt. Sie hatte einen ganz weit fortgeschrittenen Leberkrebs, der völlig unerwartet entdeckt worden war, und sie war erst Mitte Vierzig. Wirklich ein Drama. Zum Schluss hatte sie einen Punkt erreicht, an dem sie irgendwie leicht und entspannt wirkte und sagte: »Wissen Sie, Herr Kollege, alle weinen – nur ich nicht.« Das hat mich darauf gebracht, wie unterschiedlich die Perspektiven sein können.

Fuchs: Um wie viel schwieriger ist es denn dann überhaupt, sich vorzustellen, ich könnte das in einer Patientenverfügung das Unplanbare planen?

Geisler: Ich schicke einmal eines voraus: Ich bin kein Freund von Patientenverfügungen. Für mich wären sie entbehrlich. In ihrem Herkunftsland, in den USA, hat ja die Tendenz zu den Patientenverfügungen schon wieder deutlich abgenommen. Es gibt natürlich viele Interessen, die nicht beim Patienten liegen, Patientenverfügungen zu legalisieren oder rechtlich zu steuern. Ich glaube, es ist im Kern zunächst einmal das unmögliche Unterfangen, Entscheidungen für eine in der Zukunft liegende Situation zu treffen, die keiner kennt und die nur in bestimmten Schemata und Klischees gedacht werden kann. Eines ist das berühmte »Ich will nicht an Schläuchen hängen«, aber man weiß ja heute, dass man sich in einer Patientenverfügung so genau wie möglich festlegen soll. Denn wenn ich schreibe: »Ich will nicht an Schläuchen hängen«, dann dürfte ich eigentlich beim Verkehrsunfall nicht einmal 10 Minuten lang beatmet werden, was mein Leben retten kann.

Fuchs: Es besteht ja auch genauso die Sorge, dass zu viel gemacht wird: Es wird endlos weitergemacht oder es wird zu wenig gemacht.

Geisler: Beides. Natürlich muss auch die Selbstbestimmung dort ihren Kern behalten, Man kann diesem Problem mit der zukünftigen Situation dadurch etwas entgegenwirken, dass man Patientenverfügungen aktualisiert, alle zwei oder drei Jahre, weil sich zu viel ändern kann. Marianne Gronemeyer hat einmal gefragt: »Wie willst Du gestorben werden?«[61] Das steht hinter den Patientenverfügungen. Ich selbst halte es für wichtig, dass man eine Vorsorgevollmacht erteilt, die habe ich auch. Darin lege ich genau fest, wenn ich nicht mehr einen erkennbaren Willen äußern kann, wer dann für mich bestimmt. Das ist eine der besten Schutzmaßnahmen gegen Über- oder Untertherapie.

Fuchs: Könnte es auch eine Pflicht zur Patientenverfügung geben oder zu ihrer Hinterlegung, vielleicht in einer Zentralstelle, wo sie abrufbar wäre? Manche politischen Vorstellungen, aber auch Anträge und die Deutsche Gesellschaft für Humanes Sterben, auch die FDP forcieren solche Entwicklungen.

Geisler: Nach meinem Dafürhalten wären Patientenverfügungen, wie sie jetzt diskutiert werden, entbehrlich, wenn nicht sogar potenziell gefährlich. Wir haben seinerzeit in einer Gruppe der Enquetekommission Ethik und Recht der modernen Medizin gesagt: Patientenverfügungen dürfen sich überhaupt nur auf die Phase einer zum Tode verlaufenden Krankheit erstrecken.

Fuchs: Wohin geht die Reise in der bioethischen Entwicklung?

Geisler: Ich glaube, das lässt sich nicht global beantworten, auch weil es keine globale Ethik gibt. Es gibt kein »moralisches Esperanto«. Und es hängt sehr von den ethischen Grundvorstellungen in bestimmten Bevölkerungen, Nationen, Kulturen ab. Während bei uns in Deutschland, vor allem aber in Westeuropa die Kantsche Pflichtethik alles bestimmt, die eben ausdrücklich die Instrumentalisierung des Menschen verbietet, ist es in den angelsächsischen Ländern eher eine utilitaristisch geprägte Ethik, wo es um das größtmögliche Glück einer größtmöglichen Gruppe geht und dabei nicht so sehr die Mittel betrachtet werden wie die Konsequenzen, also Konsequentialismus als Basis. Das heißt, solche Ethiken müssen zu unterschiedlichen bioethischen Aussagen kommen, und ich glaube, dort, wo konsequentialistische, also, utilitaristische Ethik dominiert oder noch mehr zunimmt, werden solche Entwicklungen, wie wir sie befürchten, leichter durchzusetzen sein als in den Kulturen, die auf einer Pflichtethik beruhen. Aber trotz aller bioethischen Problematik – wir haben in Deutschland meines Erachtens mit die besten bioethischen Standards auf der Welt, das ist gar keine Frage.

Es kommt ja auch auf das Zeitalter, die Kultur an. Es war zum Teil in früheren Jahrhunderten so, dass prominente, herausragende Persönlichkeiten öffentlich gestorben sind. Da hat man Sterben wirklich erlebt. Heute findet das im privaten Raum kaum noch statt. Genauso bedrückend finde ich es, dass heutzutage kein Jugendlicher in der Regel je ein Baby Arm gehalten oder einen natürlich Sterbenden gesehen hat – also weder Lebensanfang noch Lebensende sind jungen Menschen noch vertraut.

Fuchs: Dabei sind so viele Fernsehsendungen voll von Tötungen.

Geisler: Ja, aber das ist etwas anderes, als das Sterben durch Krankheit mit anzusehen. Ich habe z.B. meinen Großvater sterben sehen; es war überhaupt nicht schlimm, und er ist auch ganz schnell gestorben. Ich meine, es hängt sicherlich schon auch damit zusammen, dass das Auffangnetz der Religion immer schwächer wird und dass wir in einem säkularisierten Staatswesen leben. Aber auf der anderen Seite, wenn man genauer hinschaut – und das wird ja auch viel diskutiert – gibt es so etwas wie eine Rückkehr der Religionen in den unterschiedlichsten Facetten. Das heißt, die Kirchen werden zwar leerer, aber die Religiosität und die Spiritualität nehmen zum Teil zu. Deswegen meine ich, dass es auch Gegenbewegungen geben kann. Ich meine aber auch, dass diese überbordenden Entwicklungen, die es in der Biomedizin gibt und die einen in bestimmten Punkten ja unbestreitbar einen das Fürchten lehren, mit einer ganz fatalen Sache zu tun haben. Dass sich nämlich Medizin immer weiter loslöst von den Urprinzipien Heilen und Lindern und mehr zu einer wunscherfüllenden Medizin wird. Und das ist wunscherfüllende Medizin: Erfüllen, wie ich mir das Sterben wünsche, erfüllen, wie das Kind aussehen soll, das ich bekommen will, den Wunsch erfüllen, dass ich körperlich besonders fit und alterslos sein soll usw. Und diese Angebote kommen ja heute von der Forschung. Denn ich glaube, dass die Menschen selbst diese Wünsche nicht unbedingt haben. Das Wunschkind vor 100 Jahren war nicht das Wunschkind mit dem höchsten IQ und den besten sportlichen Leistungen. Das war ein ganz persönliches Wunschkind. Und was mich da ein wenig hoffnungsvoll stimmt, ist, dass auch diese Entwicklungen in gewissen Grenzen einem Prinzip von Angebot und Nachfrage unterliegen. Unsere Chance, wenn wir kritisch sind, liegt vielleicht darin, diesen Angeboten nicht zu sehr auf den Leim zu gehen.

13 Stimme(n) des Volkes

Was sagen Umfragen aus – was bewirken sie?

Sind demokratische Politiker nicht immer wieder in Versuchung, sich auf Ergebnisse der Meinungsforschung zu berufen, als offenbare sich darin der Wille des Volkes? Verführt das Instrument der Meinungsbefragung Politiker nicht immer wieder dazu, allzu besorgt auf die offenbarte Stimme des Volkes zu achten und sich daran zu orientieren, statt verantwortungsvoll ihres Amtes zu walten? Jedenfalls hat der Erfolg der Meinungsforschung die Probleme, die sich u.a. aus ihrer bedenkenlosen Verwertung durch Demoskopen wie Politiker ergeben, nicht zum Verschwinden bringen können. Auch die Demoskopie muss sich ihrer politischen Verantwortung stellen.

Kurt Sontheimer (1928–2005)[62]

Ende 2005 ergab eine Forsa-Umfrage zur aktiven Sterbehilfe, dass 74 Prozent der Befragten die Frage bejahten, ob es Ärzten erlaubt sein sollte, unheilbar kranken Menschen auf deren persönlichen Wunsch hin ein tödliches Mittel zu reichen.

Ende 2005 hat auch die Deutsche Hospizstiftung eine Umfrage zu aktiver Sterbehilfe – und beschriebener Alternativen – gestartet.[63] Dabei lautete eine zentrale Frage:

»Unter Palliativmedizin und Hospizarbeit versteht man eine moderne Schmerztherapie kombiniert mit seelsorglicher und sozialer Begleitung von Schwerstkranken. Ärztliche Erfahrungen auf diesem Gebiet haben gezeigt, dass so, unter Wahrung der Selbstbestimmungsrechts des Patienten, eine hohe Lebensqualität bis zuletzt gesichert werden kann. Der natürliche Sterbeprozess wird weder künstlich verlängert noch verkürzt. Unter aktiver Sterbehilfe versteht man die Tötung eines Menschen auf dessen Verlangen oder auch ohne dessen Zustimmung.

Wenn Sie das wissen, befürworten Sie dann bei Schwerkranken und Sterbenden den kombinierten Einsatz von Palliativmedizin und Hospizarbeit, oder sind Sie eher für aktive Sterbehilfe?«

Das Ergebnis: Nur 35 Prozent der Befragten sprachen sich für aktive Sterbehilfe aus, 56 Prozent bevorzugten den Einsatz von Palliativmedizin und Hospizarbeit.

»Es ist doch erstaunlich«, so Renate Künast (Bündnis 90/Die Grünen)[64], »wie sehr der Wunsch nach Sterbehilfe nachlässt, sobald andere Wege aus der befürchteten unwürdigen Situation am Lebensende angeboten werden.«

Fragen, die mit Zusatz-Informationen etwa über Alternativen unterfüttert sind, werden jedoch bei demoskopischen Umfragen in aller Regel nicht gestellt. Das war auch Mitte 2008 nicht anders, als das über 60 Jahre alte Allensbacher Institut für Demoskopie wieder einmal – wie bereits 1973 und 2001 – die Meinung von knapp 2000 befragten Bürgerinnen und Bürgern über 16 Jahre zur aktiven und passiven Sterbehilfe erforschte. Zur aktiven Sterbehilfe wurde als Frage vorgegeben: »Zur Zeit wird ja viel über aktive Sterbehilfe diskutiert. Das heißt, dass man das Leben schwerkranker Menschen, die keine Chance mehr zum Überleben haben und große Schmerzen erdulden müssen, auf deren eigenen Wunsch hin beendet. Sind Sie für oder gegen die aktive Sterbehilfe?«

Eingeleitet wurde die Passage zur aktiven Sterbehilfe mit dem Hinweis auf Roger Kusch (ehemals Justizsenator von Hamburg). »Durch sein öffentliches Bekenntnis, einer

79-jährigen Rentnerin Sterbehilfe gegeben zu haben, wurde eine neue Diskussion zu diesem Thema entfacht«, lässt das Institut[65] am 7. August 2008 verlauten. Aber weder war die zu Tode gebrachte Frau »schwer« noch »unheilbar« krank.

Dennoch gab es ähnlich wie 1973 und 2001 mit 58 Prozent pro aktive Sterbehilfe mehr Zustimmung bei einer Befragung als etwa in Ärzteschaft, Kirchen oder Politik. Das gilt auch für Kirchenmitglieder: Auch 50 Prozent Katholiken und 56 Prozent Protestanten stimmten zu. Jüngere Menschen unter 30 Jahren sind zu 63 Prozent Befürworter aktiver Sterbehilfe, aber von über 60-Jährigen sprechen sich nur 51 Prozent entschieden dafür aus, jeder vierte ältere Mensch antwortete mit »Unentschieden«. Hier mag sich zeigen, wie die größere Nähe zu Krankheit, Leid und Tod ältere Menschen zögerlicher macht – und wie Jüngere eigene mögliche Betroffenheit in späteren Jahren noch nicht zu sehen vermögen. Insgesamt sind 23 Prozent unentschieden, etwas weniger – 19 Prozent – dagegen.

Offen bleibt, was mit »schweren Krankheiten« und »keine Chance zum Überleben« sowie »schweren Schmerzen« gemeint ist. Das klingt suggestiv und schließt Alternativen zur Sterbehilfe – etwa palliative Schmerzbehandlung – gedanklich von vornherein aus.

»Existenzielle« Fragen ohne Information

Harmlos kommt auch die nächste Frage daher.

»Man spricht ja manchmal von passiver Sterbehilfe. Das bedeutet, dass Ärzte lebensverlängernde Maßnahmen einstellen, wenn der Patient ausdrücklich erklärt hat, dass er das wünscht. Sind Sie für oder gegen eine solche passive Sterbehilfe?« lautete die zweite Frage der Demoskopen. Mitte 2008 stimmten 72 Prozent der knapp 1800 Befragten zu, bei Protestanten 73 und bei Katholiken 64 Prozent, andere bzw. Konfessionslose mit 78 Prozent.

Nur 11 Prozent der Bevölkerung sprechen sich dagegen aus, 17 Prozent sind unentschieden.

Mit 76 Prozent pro passive Sterbehilfe sprechen sich über 60jährige Befragte deutlich entschlossener aus. Von den unter 30-Jährigen halten jedoch ebenfalls 63 Prozent passive Sterbehilfe für richtig – auch hier spielt ihre biografische Ferne zum möglichen Lebensende mit.

Von einer »geradezu existenziellen Fragestellung« spricht Allensbach – zu Recht. Umso mehr verwundert auch hier die Ungenauigkeit der Fragestellung. Was heißt: »Man spricht ja manchmal von passiver Sterbehilfe«, was heißt »... in bestimmten Situationen«? Im Jahr 2005 übrigens bezog sich eine ähnliche Studie dezidiert auf den Entzug künstlicher Ernährung bei der nicht einwilligungsfähigen Patientin Terri Schiavo, die 15 Jahre lang in einem so genannten Wachkoma gelegen hatte. Hier fiel die Zustimmung deutlich geringer aus, 56 Prozent votierten für diese passive Sterbehilfe.

Die Fragen von 2008 formulierte eine Arbeitsgruppe, zu der nicht eigens Mediziner oder Juristen hinzugezogen wurden, sagte Studienleiter Dr. Edgar Piel (Philosoph) und auf deren Wirkung in der Öffentlichkeit auf Anfrage:

»Unsere Fragen sind lediglich Reaktionsauslöser. Politiker sollten Umfrage-Ergebnisse nicht als Wegweiser für ihr Handeln nehmen, sondern als Hinweis zum Nachdenken darüber, wie Verhältnisse zu verbessern sind.« Es bleibt fraglich, ob dieses Ziel so erreicht werden kann.

Denn auch diese Umfrage bestätigt, was der Politikwissenschaftler Kurt Sontheimer vor über zehn Jahren zum Allensbacher Jubiläum schrieb:[66]

»Frau Noelle-Neumann (Gründerin des Instituts) und mit ihr andere Sozialwissenschaftler haben immer wieder die von ihnen ermittelten Meinungsbefunde für ein korrigierendes Element der von Presse und Fernsehen verbreiteten öffentlichen Meinung ausgegeben. Dies gibt der Demoskopie einen tendenziell plebiszitären (Volksentscheid-)Charakter.« Und er fährt fort:

»Es bleibt ein Manko der politischen Meinungsforschung, dass sie Meinungen ermittelt und bekannt macht, die es nur dank der Demoskopie gibt und für die keiner der Befragten öffentlich eintreten muss. Er ist nur zufälliges Auswahlobjekt einer Stichprobe ohne jede Verantwortung für sein Meinen.

Das Gerede, befand der Politologe Wilhelm Hennis schon 1957, sei keine öffentliche Meinung. Dieses unreflektierte Meinen wird überdies oft genug suggestiven, teils politisch motivierten Fragen der Demoskopen unterworfen, die ja übersichtliche Ergebnisse produzieren müssen. Können sie Öffentlichkeit beanspruchen?«

Zweifellos erhalten sie diese. Und nur allzu rasch wird aus demoskopischer Meinungsforschung demagogische Meinungsmache.

14 Filme – die geheimen Verführer

»Mar adentro«, DGHS-Filmpreise und »Ich klage an«

Filme scheinen ein besonders probates Mittel zu sein, öffentlich für aktive Sterbehilfe zu werben. In der Regel individualisieren sie das Problem und appellieren an das Mitleid der Zuschauer.

Friedemann Pfäfflin

Dieser Appell erreicht die Zuschauer über wesentliche Sinneseindrücke: visuell und gleich zweimal akustisch – über Sprache und Musik. Und er erreicht sie in größtmöglicher Zahl – früher wie heute im Kino, heute mehr denn je über Fernsehen, Internet und DVD.

»Mar adentro«

Fernsehen plus Film brachten 2005 eine gewaltige Publicity und Millionen Zuschauer in ganz Europa für Spaniens meist diskutierten Fall von Sterbehilfe. Das Film-Melodram *Mar adentro* – »Das Meer in mir« hat Dr. Roger Kusch, selbsternannten Sterbehelfer mit und ohne Tötungsmaschine, nach eigener Aussage sehr beeindruckt – und beeinflusst.

»Das Meer in mir« verfilmt grandios eine wahre Geschichte. Deren reale Hintergründe hatte Ramona Maneiro im Januar 2001 in einer spanischen Klatschsendung mittags im Fernsehen geschildert.

Im Jahr 1998 starb der galicische Seemann Ramón Sampedro (55) an Zyankali. Er war 28 Jahre lang bettlägerig, nachdem er bei einem Badeunfall 1969 einen Genickbruch mit Querschnittslähmung erlitten hatte.

Sampedro wünschte sich nichts sehnlicher, als sterben zu dürfen. Schon 1993 verlor er einen Prozess um Sterbehilfe. Hohe Gerichte und das EU-Parlament lehnten sein Ansinnen ab. Niemand in seiner Familie und seinem Freundeskreis wollte etwas von seinen Todeswünschen wissen. 1998 nahm er sich mit Hilfe von Ramona Maneiro (im Film: Rosa) das Leben. Sie löste nach seiner Anweisung Zyankali in einem Glas Wasser auf. Die Folge war ein halbstündiger Todeskampf. Videokameras zeichneten ihn auf – die Freundin konnte ihn nicht mit ansehen und flüchtete ins Badezimmer. Erst sieben Jahre später, als die Verjährungsfrist abgelaufen war, gestand sie ihre Tat. Sie war, sagt sie, »die Hand«, die dem Freund zum Tod verhalf, nicht planend, nur ausführend.

Bis dahin waren die Todesumstände nicht genau geklärt. 1999 gab es ein Verfahren gegen Ramona, es wurde jedoch eingestellt, Tausende hatten sich mit diesem Freitod solidarisch erklärt und sich selbst der Tat bezichtigt.

»Filmkunst«, schreibt der *FAZ*-Korrespondent in Madrid, »so muss man mit Blick auf *Mar adentro* folgern, ist nicht das Leben und sollte nicht mit ihm verwechselt werden. Dass Ramón Sampedro vor der Videokamera starb, dass sein Sterben vor Kameras rekonstruiert und dass die letzte Wahrheit darüber abermals vor der Kamera ans Licht kam, könnte eine Warnung sein«.[68]

DGHS-Filmpreis »Die Lebensuhr«

Seit dem Jahr 2000 zeichnet die Deutsche Gesellschaft für Humanes Sterben – DGHS – alle zwei Jahre TV- und Kino-Produktionen mit dem Filmpreis »Die Lebensuhr« aus, die für »Selbstbestimmung am Lebensende, Sterbebegleitung und -hilfe, humanes Sterben oder Freitod« beispielhaft erscheinen. Für Print-Produktionen lobt sie den mit 5000 Euro dotierten Arthur-Koestler-Preis aus. 250 Redaktionen erhalten regelmäßige Presseinformationen. Außerdem winkt Mitgliedern für eine erfolgreiche Neumitglieder-Werbung eine Prämie von 20 Euro oder wahlweise ein Wasserkocher aus Edelstahl, eine Wok-Pfanne mit Glasdeckel, eine Fitness/Walking-Ausrüstung oder ein Travelite-Trolley. Mitglieder zahlen nach Wunsch jährlich einen Beitrag von 42 Euro oder eine Pauschale von 770 Euro für eine Lebensmitgliedschaft. Das DGHS-Organ *Humanes Leben – humanes Sterben* wird bei einer Auflage von 44 000 wird von 80 000 bis 110 000 Mitgliedern gelesen.

Den Preis »Die Lebensuhr« – jeweils eine »Ehrenurkunde und eine wertvolle Taschenuhr mit Gravur als Symbol für die Endlichkeit des menschlichen Lebens« (DGHS) erhielt im Jahr 2000 die ZDF-Sendung *Mein Leben gehört mir*. 2002 bekam diesen Preis der NDR-Fernsehfilm *In Würde sterben*, mit Regine Hildebrandt und Dorothee Sölle im Gespräch, sowie die ZDF-Reihe 37°: *Sterben auf Wunsch*, die Geschichte zweier Schwerstkranker in Holland, die durch Sterbehilfe ihr Leben beenden ließen. 2004 ging der Preis ebenfalls an diese ZDF-Reihe mit *Isoldes letzter Sommer* von Filmemacher Johannes Backes. Der Film dokumentiert die Geschichte von Isolde, die unheilbar gelähmt und geistig klar seit Jahren ans Krankenbett gefesselt ist. Trotz aufopfernder Pflege durch die Familie entwickelt Isolde den Wunsch zu sterben. Sie organisiert ihre letzte Reise – in die Schweiz.

Gewinner der »Lebensuhr« 2006 war die Fernsehproduktion des Bayerischen Rundfunks von Ariela Bodenberger *Marias letzte Reise*. Monika Bleibtreu in der Hauptrolle verkörpert eine unheilbar krebskranke Titelperson, die – so Gerhard Rampp (DGHS) bei der Preisverleihung am 11. Januar 2006 in Augsburg – »… nicht eine Minute Zweifel aufkommen lässt, dass das Sterben in ihrem Alter – sie ist 71 – kein Grund ist, Trübsal zu blasen oder gar zu resignieren, sondern dass man den Tod akzeptieren muss, wenn er sich denn anmeldet … Einer so entschiedenen Frau wie Maria, die bis zum Schluss ihre natürlich Autorität spüren lässt, können weder Verwandte noch professionelle Helfer ihren eigenen Willen aufdrängen.«

Vor 67 Jahren: »Ich klage an«

Ein Musterbeispiel an Suggestivkraft war der 1941 unter der Regie von Wolfgang Liebeneiner gedrehte Film *Ich klage an*. Zu dieser Zeit war in der deutschen Bevölkerung beunruhigend durchgesickert, dass das NS-Regime in großem Stil die Vergasung psychiatrischer Patienten betrieb. Dieser beginnenden Unruhe sollte der Film entgegenwirken. Und er tat es, mit Erfolg, und ohne den Begriff Euthanasie auch nur einmal zu erwähnen. Wohl kommen, so Pfäfflin[69], alle Argumente gegen die Tötung unheilbar Kranker zur Sprache, um jedoch schließlich im Namen der Selbstbestimmung und Autonomie der Kranken, im Namen der Humanität, des Mitleid, des Fortschritts und anderer hehrer Ziele entkräftet zu werden. Die Handlung, geschickt zwischen Liebe, Gewissenszweifel und so genanntem »Ethos« angesiedelt, musste zu Herzen gehen.

Die junge Ehefrau eines Medizinprofessors leidet an Multipler Sklerose (MS). Zunächst bittet sie einen vertrauten Freund und Mediziner, dann ihren Mann, ihr eine tödliche

Dosis zu geben. Ihr Mann entspricht dem Wunsch nach langem Zögern und vielen Erörterungen. Er wird des Mordes angeklagt, lehnt es aber ab, nach Ausflüchten zu suchen, und steht zu seiner »humanen« Tat. Die Gerichtsverhandlung bietet das Forum, die Tötung unheilbar Kranker so zu diskutieren, dass kein Zweifel mehr bestehen bleibt, wie die Entscheidung in solchen Fällen ausfallen solle.[70]

Die Story des Films geht auf den Propaganda-Roman für Euthanasie *Sendung und Gewissen* (1936) des Augenarztes und Euthanasie-Mitorganisators Hellmuth Unger[71] (1891–1953) zurück.

Zu dieser Überzeugungsarbeit trägt eine anspruchsvolle schauspielerische Leistung beeindruckend bei. Der Film erreichte 18 Millionen Zuschauer und wurde bereits einen Monat nach seiner Uraufführung in Berlin bei der Biennale in Venedig mit dem Preis der Nationen ausgezeichnet.

Beeindruckend muss das Timing erscheinen: Im Mai 1941 war der Film unter hohem Zeitdruck fertiggestellt, am 29. August fand die Uraufführung in Berlin statt. Der Zeitpunkt hierfür war ebenso wie die Pressearbeit für den Film auf höchster staatlicher Ebene abgestimmt worden: Drei Wochen zuvor hatte der Münsteraner Bischof Graf Galen seine berühmte Predigt gegen die Ermordung geisteskranker Menschen gehalten – ihr galt es entgegenzuwirken. Fünf Tage vor der Uraufführung war durch Führererlass die Vergasung psychiatrischer Patienten eingestellt worden. Anschließend wurden jedoch noch weit mehr Psychiatriepatienten umgebracht als zuvor, jetzt durch Medikamentenüberdosierung und Nahrungsentzug.[72]

Der Berliner Bischof Preysing analysierte und kritisierte in seiner *Information des Klerus im Bistum Berlin*, im Oktober 1941, den Film *Ich klage an*: »Er stellt eine in hoher künstlerischer Form durchgeführte, treffsichere und unaufdringliche Propaganda für Euthanasie und die Vernichtung des ›unwerten Lebens‹ dar …« In einer Predigt am

2. November äußert Preysing: »Wehe uns, wenn das ewige Sittengesetz durch Nützlichkeitserwägungen abgeändert wird, dann gibt es kein Halten mehr auf dieser abschüssigen Bahn.«[73]

15 Euthanasie – wiederbelebt

Sterbehilfe und die Schatten der Vergangenheit

Erwähnt man in Diskussionen über Sterbehilfe die NS-Zeit, gerät man gewöhnlich ins Abseits. Die meisten Gesprächspartner haben es satt, sich darüber auseinanderzusetzen. Zu Recht verweisen sie auf Differenzen zur heutigen Zeit: Damals herrschte Diktatur, heute leben wir in einer Demokratie. Selbstverständnis handelte es sich bei der Tötung Geisteskranker um Verbrechen, die zudem überwiegend ohne Wissen der Öffentlichkeit begangen wurden, heute sei etwas Vergleichbares nicht möglich – im Gegenteil stünden heute psychisch Kranke und Behinderte unter besonderem Schutz (…) Wahrscheinlich ist es klüger, man unterlässt den Hinweis auf die NS-Zeit. Denn die dadurch ausgelöste affektive Abwehr ist in der Regel so stark, dass sie ein weiteres ruhiges Gespräch verhindert.

Friedemann Pfäfflin[74]

Naheliegend ist die Nachfrage, warum diese Abwehr so stark ist. Immerhin forderten allein die Euthanasie-Krankenmorde 70 000 bis über 100 000 Tote in allen Altersstufen und mit vielen vor allem langzeit-pflegebedürftigen unterschiedlichen Krankheitsbildern.

Der Psychiater Pfäfflin meint[75]: »Weil tatsächlich die Erfahrungen aus der NS-Zeit lehren könnten, wohin es führt, wenn man einmal die Unantastbarkeit des Lebens zur Disposition stellt, ungeachtet dessen, dass die politischen Rahmenbedingungen heute ganz andere sind. Doch:

Die Argumentationslinien gleichen sich mit zwei Ausnahmen aufs Haar. Die Ausnahmen betreffen erstens rassenhygienische Argumentationen, die in Deutschland derzeit von niemand Ernstzunehmendem vorgetragen werden, und zweitens die Zielgruppen. In der NS-Zeit waren es vornehmlich psychische Kranke und Behinderte, während es jetzt vornehmlich um chronisch körperlich Kranke, Schmerzpatienten und Alte geht.«

Aber Pfäfflin findet auch Punkte, die mit der alten Diskussion ähnlich oder sogar deckungsgleich sind:

»Auch damals begann die Diskussion über und der praktische Einstieg in aktives Töten an schwer missgebildeten Neugeborenen, analog der Neuauflage dieser Diskussion durch den australischen Moralphilosophen Peter Singer.[76] Diese Diskussion fand ihre Fortsetzung in der Frankfurter Habilitationsschrift des Hamburger Rechtsphilosophen und Strafrechtslehrers Merkel (2001), der sich mit den besonderen Problemen im Kontext der Neonatologie (Wissenschaft von den Neugeborenen) auseinandersetzte.

Auch damals wurde das Terrain durch individuelle, Mitleid heischende Darstellungen von Einzelfällen bereitet und als Handlungskonsequenz des Mitleids das Töten, das zur Erlösung umdefiniert wurde empfohlen, um dadurch die eigene Überforderung durch das unerträglich erscheinende Mit-Leiden zu beenden.

Auch damals dienten die auf das leidende Individuum bezogenen Argumentationsfiguren unter anderem der Durchsetzung ökonomischer Interessen (vgl. die alten Rechenbeispiele über die Kosten der Behandlung von Geisteskranken und die heutigen Klagen über die Kosten der Intensivmedizin). Diese Argumentation wird heute wohlweislich vermieden, spielt im Hintergrund der Diskussion über die zunehmende Langlebigkeit der Bevölkerung, die Kopflastigkeit der Alterspyramide und die Kosten des Gesundheitswesens aber ganz offensichtlich eine wesentliche Rolle.«

Lange vor dem und unabhängig vom Nationalsozialismus war die Euthanasiedebatte ein Thema:

Schon Ende des 19. Jahrhunderts tauchte sie zunächst in Kreisen weniger modernistischer Intellektueller in den USA und Deutschland auf, zunächst jedoch ohne politische Relevanz. Als Folge des industriellen Aufschwungs waren Werte relativiert und gewandelt worden, größtmögliche Brauchbar- und Verwertbarkeit war eine Maxime.[77]

Immerhin gab es bereits 1895 eine Schrift von Adolf Jost *Das Recht auf den Tod. Sociale Studie*. Es sollte nicht nur für Todkranke auf Verlangen gelten, sondern auch für geisteskranke Anstaltsinsassen, bei deren minimaler sozialer Nützlichkeit »das Mitlied und das Interesse der Gesellschaft« ihren Tod forderten. 1899 propagierte auch der US-Wissenschaftler W. Duncan McKim Euthanasie »nicht als Mittel eines ›sanften Todes‹ für an unheilbaren Krankheiten leidende Menschen (…), sondern als ›künstliche Selektion‹ der Bevölkerung, um ›die menschliche Rasse umzuzüchten‹«.

Tötung auf Verlangen war damals weniger ein Thema, das mehrheitsfähig werden konnte, als etwa Verweigerung ärztlicher Hilfeleistung für ein neugeborenes behindertes Kind. Euthanasie blieb zwar in den USA illegal und wurde von den meisten Menschen abgelehnt, aber die Weltwirtschaftskrise gab dem Euthanasie-Denken neue Kraft. Eine Gallup-Umfrage ergab 1937, dass 45 Prozent – also fast die Hälfte der Befragten«, eine so genannte »Gnaden-Tötung« körperlich oder geistig behinderter Neugeborener akzeptierten. Die Diskussion in den USA über Euthanasie strahlte international aus.

Der Erste Weltkrieg und die Niederlage 1918 schürte die Debatte über Lebensvernichtung.

»Bahnbrechend« wirkte die 1920 veröffentlichte Schrift zweier prominenter Wissenschaftler, des Leipziger Juristen Karl Binding und des Freiburger Psychiaters Alfred Hoche,

Die Freigabe der Vernichtung lebensunwerten Lebens – ihr Maß und ihre Form.

Sie wollten Tötung auf Verlangen mit fremd bestimmter Lebensvernichtung bei »geistig völlig Toten« kombinieren. Laut Hoche sei das nicht mehr als Verbrechen, sondern als »erlaubter nützlicher Akt« zu betrachten, weil solche Existenzen – so sah das auch Jost – »weder für die Gesellschaft noch für die Lebensträger selbst irgendwelchen Wert besäßen«.

Wer zu heilen sei, solle gepflegt werden, doch die »Zeiten der Not« rechtfertigten es, »Übertreibungen« bei der Erhaltung von »Ballastexistenzen« abzustellen.

Der als Pfarrerssohn geborene Alfred Hoche kam schon als Medizinstudent und Assistenzarzt mit der Versuchung in Berührung, im Kinderspital in Heidelberg ein erkranktes neunjähriges Mädchen zu töten. »Ich war jung und eifrig und erwog den Gedanken, durch eine kleine Morphiumeinspritzung – viel wäre nicht nötig gewesen – das nur noch flackernde Lebenslicht völlig zu löschen. Während die Saalschwester beim Essen war, saß ich an dem Bettchen mit einer gefüllten Spritze in der Hand und schwankte: ›Soll ich – oder soll ich nicht?‹«

An der kleinen Patientin mit einer rätselhaften Hirnstörung besteht »ein dringendes wissenschaftliches Interesse an der Möglichkeit, durch eine Sektion die Art des Krankheitsvorganges feststellen zu können«. Den Forscherdrang durchkreuzt der Vater des Kindes, indem er mit Erfolg die Herausgabe seiner noch lebenden Tochter verlangt. Bereits hier zeigt sich die fatale Allianz zwischen Euthanasie und Forschung, die später verhängnisvoll eskalieren sollte.

Alfred Hoche hat jene Begriffe in die Welt gesetzt, schreibt Ernst Klee[78], die bald wie Todesurteile verwendet wurden: »Ballastexistenzen« und »geistig Tote«. Die später geübte Kinder-»Euthanasie« hat er jedoch nicht legitimiert: »Natürlich wird kein Arzt schon bei einem Kinde im zweiten oder dritten Lebensjahr die Sicherheit dauernden geistigen Todes behaupten wollen.« Hoche, der die »Euthanasie« vorgedacht und begründet hat, wurde später ein Gegner der Krankenmorde, als eine Verwandte von ihm der »Euthanasie« zum Opfer fiel.

Auch andere Psychiater attackierten eine »falsche Humanität, die wertlose Leben hätschelt und pflegt, während wertvolle Leben an anderer Stelle zugrunde gingen«. Mittlerweile war es in der Öffentlichkeit kaum bewusst geworden, dass sich zwischen 1916 und 1918 längst ein kriegsbedingtes Hungersterben in deutschen Anstalten ereignet hatte, das ein Drittel aller Patienten das Leben kostete«. Mehrheitsfähig war Lebensvernichtung damals aber nicht, der Deutsche Ärztetag 1921 lehnte seinerzeit Bindings und Hoches Vorschlag ab.

Mediziner wie Juristen verwarfen eine solche Form von Euthanasie mit großer Mehrheit, ebenso wie kirchlich gebundene Autoren.

In dieser Zeit darf die 1925 veröffentlichte Meltzer-Umfrage nicht außer Acht bleiben. Angeregt durch *Die Freigabe der Vernichtung unwerten Lebens – ihr Maß und ihre Form*, hatte schon 1920 der Direktor der Evangelischen Diakonieanstalt in Großhennersdorf in Sachsen, Obermedizinalrat Ewald Meltzer, eine schriftliche Umfrage bei 200 Eltern und Vormündern seiner Schützlinge gestellt: ob sie rein hypothetisch in eine »schmerzlose Abkürzung des Lebens ihres Kindes« einwilligen würden. Von den 162, die antworten, sind nur 19 ganz eindeutig gegen die mit »Lebensabkürzung« umschriebene Tötung. Meltzer signalisierte, das habe er ganz und gar »nicht erwartet«, »das Umgekehrte« sei ihm »viel wahrscheinlicher gewesen«. Meltzer hatte mit seiner Befragung Binding und Hoche widerlegen wollen, schreibt Ernst Klee.[79]

Aber Meltzer gab auch – 1925 – eine Arbeit heraus mit dem Titel *Das Problem der Abkürzung ›lebensunwerten‹*

Lebens. Darin lässt er u.a. prominente Theologen zu Wort kommen.[80]

So teilt etwa der Magdeburger Theologieprofessor Karl Weidel mit: Er hält »die Pflege unheilbar blödsinniger Kinder für genauso zwecklos wie das Tun der ägyptischen Mönche, die, um sich in der Selbstverleugnung zu üben, dürre Stecken in die Erde stecken und sie täglich wässern.« Der Religionspädagoge Ernst Thrändorf antwortete, es sei doch sicher zu weit gegangen, wenn man leistungsfähige Menschen zugunsten völlig leistungsunfähiger Menschen verkommen lasse und diesen auch noch Paläste baue. Der Berliner Theologieprofessor Titius, der sich später den »Deutschen Christen« anschloss, befürwortete, die »Idioten« ebenso zu beseitigen, »wie irgendwelche sonstige, die Aufgabe störende Naturkeime«. Der Heidelberger Theologieprofessor Ludwig Lemme lehnt zwar eine Tötung durch einzelne Christen ab: Aber eine Staatsbehörde habe das Recht – wie bei der Todesstrafe –, »unterwertiges« Leben, das anderen nur zur Last falle, auszulöschen: Das Töten von Geisteskranken solle von der Entscheidung eines »staatlichen Seelsorgers« abhängen, der beurteilen könne, ob der Auszumerzende ein Seelenleben habe, das zur Religiosität fähig ist.[81]

In den USA hatte 1938 ein Gesetzentwurf zur Freigabe der Tötung auf Verlangen, den die amerikanische »Euthanasie-Gesellschaft« vorgelegt hatte, in den Parlamenten keine Chancen. Einerseits lehnten Katholiken und konservative Protestanten ihn radikal ab. Andererseits waren in den USA die Schranken aus Demokratie und Rechtsstaatlichkeit intakt geblieben.

16 »Lebensunwert« bedeutete »Gnadentod«

Der Weg vom Einzelfall zum Menschheitsverbrechen

Welche Ausmaße die Naziverbrechen schließlich auch immer angenommen haben – es wurde bei allen, die ich untersucht habe, deutlich, dass sie aus kleinen Anfängen erwuchsen.

Am Anfang standen zunächst nur feine Akzentverschiebungen in der Grundhaltung der Ärzte. Es begann mit der Auffassung, die in der Euthanasiebewegung grundlegend ist: dass es so etwas wie Leben gebe, das nicht lebenswert sei.

Im Frühstadium betraf das nur die schwer und chronisch Kranken. Nach und nach wurden zu dieser Kategorie auch die sozial Unproduktiven, die ideologisch Unerwünschten, die rassisch Unerwünschten und schließlich alle Nicht-Deutschen gerechnet. Entscheidend ist freilich, sich klar zu machen, dass die Haltung gegenüber den unheilbar Kranken der unendlich kleine Auslöser für einen totalen Gesinnungswandel war.

Leo Alexander[82]

In der Hintergrund-Serie »Die großen politischen Prozesse nach Kriegsende« veröffentlichte die Deutsche Presse-Agentur[83] 1968 einen umfangreichen Reader über die Euthanasie-Prozesse. Darin wird klar, wie vom »Gesetz zur Verhütung erbkranken Nachwuchses« (1933) über das Reichsbürgergesetz und das »Gesetz zum Schutz des deutschen Blutes und der deutschen Ehre« (1935), das Gesetz zum Schutz der Erbgesundheit des Deutschen Volkes (1935) weiterging bis zum eigentlichen Euthanasieprogramm im Dritten Reich.

Der auslösende Funke für die längst vorhandene gedankliche Zündschnur dürfte dieser Fall gewesen sein, ein klassisches Beispiel für »tödliches Mitleid« (Klaus Dörner, 2002)[84]:

Im Frühjahr 1939 lag auf der Station des Pädiaters Professor Werner Catel in der Universitätsklinik Leipzig ein Kind. Es wurde blind geboren, zudem fehlten ihm ein Bein sowie ein halber Arm. »Außerdem war es idiotisch«, wurde überliefert. Angehörige wandten sich an Adolf Hitler und baten ihn um die Erlaubnis zum so genannten »Gnadentod«. Hitler schickte seinen chirurgischen Begleitarzt Karl Brandt, den höchsten NS-Mediziner[85] nach Leipzig. Er war zugleich Obergruppenführer und Generalleutnant der Waffen-SS, Euthanasie-Bevollmächtigter, Reichskommissar für das Sanitäts- und Gesundheitswesen, Koordinator sämtlicher medizinischer Maßnahmen, insbesondere Forschung und Menschenversuche, Generalkommissar für Kampfstoff-Fragen.

Nach Brandts Gutachten wurde dem Wunsch der Angehörigen stattgegeben.

Ein Schreiben Hitlers – auf privatem Briefpapier – war dann der Auftakt zur Euthanasie-Aktion. Abgefasst im Oktober 1939, wurde es jedoch auf den 1. September, den Tag des Kriegsausbruches, zurückdatiert. Das Schreiben an den damaligen Reichsjustizminister Gürtner wurde streng geheim gehalten und ordnete die Tötung unheilbar Geisteskranker an. Es lautete: »Reichsleiter Bouhler und Dr. med. Brandt sind unter Verantwortung beauftragt, die Befugnisse namentlich zu bestimmender Ärzte so zu erweitern, dass nach menschlichem Ermessen unheilbar Kranken bei kritischster Beurteilung ihres Krankheitszustandes der Gnadentod gewährt werden kann. Adolf Hitler.«[86]

(…) Rechtlich stellte der Befehl einen so genannten

»Führererlass« dar, Ausdruck persönlicher Willensbekundung Hitlers, der praktisch Gesetzeskraft besaß. Philipp Bouhler, Leiter der Führerkanzlei, und Karl Brandt wissen das richtig zu deuten. Hitler hatte gegenüber beiden angekündigt, »dass er nun eine bestimmte Lösung der Euthanasie durchführen wolle«. Das Schreiben bedeutete den Auftrag, die systematische Vernichtung aller unheilbar Geistesgestörten zu organisieren. Unverzüglich etablieren Brandt und Bouhler eine »Euthanasie«-Zentralstelle in der Berliner Tiergartenstraße 4, die entsprechend der Anschrift »T 4« genannt wird. An der Spitze des Euthanasie-Programms stand der Psychiater Werner Heyde, NSDAP-Mitglied seit 1933, seit 1934 SS-Angehöriger.

Bereits im August 1939 hatte der damalige Reichsgesundheitsführer Leonardo Conti einen so genannten »Reichsausschuss zur Erfassung von erb- und anlagebedingten schweren Leiden« einberufen. Seine Aufgabe war die »Erfassung von Missgeburten«.

Missgebildete Kinder wurden dann in den so genannten »Reichsausschuss-Stationen« nach wissenschaftlicher Prüfung getötet. Die dpa-Archiv-Akte: »Deren Zahl war verschwindend gering gegenüber den Tötungsziffern der uferlosen Aktion des ›Gnadentodes‹, die Hitler im Herbst 1939 auslöste.«

Gemeldet werden mussten nun alle Anstaltspatienten, die an Schizophrenie, Epilepsie, senilen Leiden, Geistesschwäche nach Geschlechtskrankheiten, Schwachsinn aller Art, Enzephalitis, Chorea Huntington oder anderen »neurologischen Endzuständen« litten, außerdem alle Patienten, die länger als fünf Jahre in Anstaltspflege waren, kriminelle Geisteskranke oder Menschen »nicht deutschen Blutes« oder Ausländer.

Die sogenannte »Krankentransportgesellschaft« überführte die »Auszumerzenden« über mehrere Durchgangsstationen in die sechs Tötungsanstalten:

Schloss Grafeneck in Württemberg, Bernburg in Anhalt, Sonnenstein bei Pirna in Sachsen, Hartheim bei Linz, Brandenburg und Hadamar in Hessen: Hier befanden sich, mit »politisch zuverlässigem« Personal besetzt, Vergasungsräume, Krematorien sowie jeweils eine »Trostbriefabteilung«, um nach dem Tod den Angehörigen das Ableben wegen akuter Erkrankung mitzuteilen.

Bei einer richterlichen Vernehmung gab Heyde später zu Protokoll, welche Tötungsart gewählt wurde. Erst habe man zwei (andere Quellen sprechen von sechs) Geisteskranke im Zuchthaus Brandenburg durch mehrere Morphiuminjektionen getötet. Schneller und schmerzloser seien aber danach zehn Geisteskranke durch Kohlenmonoxydgas umgebracht worden. Dieses Gas hatten drei deutsche Professoren der »Kanzlei des Führers« empfohlen. Das indianische Pfeilgift Curare sei zur Tötung nicht verwendet worden.

Die Aktivitäten begannen im Spätherbst 1939. Sie wurden im Spätsommer 1941 gestoppt: Es waren Kenntnisse der Vorgänge in die Öffentlichkeit gelangt, allen Geheimhaltungsmaßnahmen zu Trotz. Nicht zuletzt mutige Proteste wie der des Bischofs von Münster, Reichsgraf von Galen, wiesen auf die Ungeheuerlichkeiten hin. Wirklich beendet war die Vernichtungsaktion damit allerdings noch nicht. Unter der Kennziffer »14 F 13« sorgten Ärzte unter der Leitung des Psychiaters Heyde weiterhin dafür, dass KZ (Konzentrationslager) »von unnützen Essern befreit« wurden: eine Hunger-Euthanasie folgte.

Flucht, Karriere, Suizid

Nach 1945 entzog sich Heyde durch Flucht und vor allem durch einen Identitätswechsel einer Verfolgung durch die Alliierten. Knapp ein Dutzend Kollegen wusste, dass er sich seit 1950 Dr. Fritz Sawade nannte. Unter diesem Namen wurde er Arzt der Landessportschule Flensburg-Mürwik, Vertragsarzt der Landesversicherungsanstalt und Obergutachter beim Landessozialgericht Schleswig. Dabei erstellte er rund 7000 schriftliche Gutachten.

Bis 1963 versuchte sich Heyde immer wieder der Verfolgung zu entziehen. Die Anklage gegen ihn lautete auf »heimtückisch und mit Überlegung begangenen Mord an mehr als 100 000 Menschen«.

Ihm wurde vorgeworfen, von 1939 bis 1941 als Obergutachter und Leiter der Tarnorganisation »T 4« in den berüchtigten Aktionen »Aktion 14« oder »Sonderbehandlung 14 F 13« vor allem in Hadamar an Massentötungen von Insassen der Nervenheilanstalten und Konzentrationslager beteiligt gewesen zu sein.

Nachdem sich sein Mitangeklagter Gerhard Bohne 1963 nach Südamerika abgesetzt und der ebenfalls angeklagte Friedrich Tillmann sich im Februar 1964 durch einen Fenstersturz das Leben genommen hatte, verübte Heyde einen Tag danach in seiner Zelle im Strafgefängnis Butzbach Selbstmord durch Erhängen.

Überlebt haben selbst bis ins 21. Jahrhundert zwei Begriffe aus der Sprache der Nazionalsozialisten.

Nach 1945 umgangssprachlich hoch tabuisiert, ist der für ältere Zeitgenossen nicht entnazifizierbare Begriff vom »schönen Tod«, der »Euthanasie«. Lange schien er in Anführungsstrichen sicher gefangen. Inzwischen ist er längst dieser Verwahrung entkommen. In den Industrienationen wird mit zunehmender Durchsetzungskraft von »Euthanasie-Theoretikern und Tötungsethikern« (Franco Rest, 1991) Euthanasie nicht nur theoretisch salonfähig diskutiert, sondern weltweit praktiziert.

International haben sich Ideen und Denkmodellle wie die des australischen Bioethikers Peter Singer ausgebreitet. Dass ein Mensch funktionsfähig zu sein habe und rational, wird mehr und mehr zum Kriterium für Menschenwürde und Lebensrecht. Sie dürften zunehmend nur mehr »Personen« zuteil werden. Folgt man diesem Menschenbild, sind Menschen ohne diesen nicht mehr als selbstverständlich gedachten »Status« schutzlos in vor- wie nachpersonalen Lebensphasen – als Embryo, Neugeborenes, Alzheimerpatient oder Sterbender. In Deutschland plädiert der Mainzer Rechtsphilosoph Norbert Hoerster dafür, dass Menschenwürde und -rechte vor allem jenen Menschen zugestanden werden sollten, die ein aktives Überlebensinteresse bekunden können. Er bekennt sich auch zur Definition »lebensunwerten Lebens« (Ernst Klee: »Die neuen Sterbehilfe-Befürworter entkommen der Sprache der Nazis oft nicht.«) Hoerster argumentiert dagegen, empörend sei das Urteil »lebensunwert« allein dann, wenn es wie bei den Nationalsozialisten nach Maßstäben von Rasse oder sozialer Nützlichkeit gefällt werde. Krankheit oder Behinderung sind für ihn indessen durchaus »Bewertungsfaktoren des Lebenswertes«.[87]

17 Hospize – die Alternative

Wie viel ist uns humane Pflege wert?

Ich bin als Bürger dieses Landes stolz darauf, dass es in Österreich einen breiten politischen Konsens – über alle Parteigrenzen hinweg – gibt: Menschen sollen an der Hand eines anderen Menschen sterben und nicht durch die Hand eines anderen Menschen.

Kardinal Franz Karl König

Mit der Gegenwehr gegen vordringendes Euthanasie-Denken ist es offenbar so ähnlich wie mit dem Eindämmen des Treibhaus-Effekts: Alle wissen, dass es praktisch jeweils nur ein Mittel gibt, das grundlegend Abhilfe schaffen und eine berechenbare Katastrophe vermeiden helfen kann. Alle kennen es und bekennen sich dazu. Aber der Einsatz hinkt der Einsicht hinterher.

Wenn Hölderlin Recht hat »… aber wo Gefahr ist, wächst das Rettende auch«, dann fragt man sich in beiden Fällen jedoch, ob das »Rettende« schnell genug wächst: Bei der Klimakatastrophe wäre das die umfassende globale Energiewende, beim tödlichen Pflegenotstand der Ausbau möglichst flächendeckender hospizlicher und palliativer, d.h. schmerz- und symptomlindernder Versorgung. Die aber ist hier wie dort aus Sicht der Betroffenen immer noch mangelhaft.

»Gast«, »Gastfreund« und »Fremder« gleichermaßen war im alten Rom mit dem lateinischen Wort »hospes« gemeint,

»hospitalis« bedeutete denn auch »gastfreundlich«. Schon früh hießen im Mittelalter auch Hilfsstationen an Kirchen oder Klöstern Hospize; aus den Alpen kennen wir sie, oft auf Passhöhen, als Unterkünfte für Bergwanderer in Not.

Hospizgründung in England

Seit Anfang der siebziger Jahre bekam der Begriff Hospiz einen neuen, zunächst unvertrauten Klang. Die erste Fernsehsendung über die Hospizgründung in England damals hieß »Eine Sterbeklinik in London«. Das nun wiederum weckte zunächst eine breite Ablehnung. Viele dachten an Ghettos für Sterbende, an Huxley's *Schöne neue Welt*, in der von Alter und Tod nichts mehr zu sehen sein sollte.

Dr. Cicely Saunders, die englische Gründerin der Hospiz-Bewegung, sah das ganz anders. Im Zweiten Weltkrieg war sie als Krankenschwester im Einsatz, und schon 1948 kam sie auf die Idee, ein Heim zu gründen – ein Heim für todkranke Menschen, für die der Krankenhausbetrieb nicht der geeignete Ort fürs Sterben war oder die weder Familie noch Freunde für die Hilfe am Lebensende hatten. Bereits damals war diese Gründung eine Antwort: auf eine heftige Debatte im englischen Parlament über Euthanasie, über aktive Sterbehilfe.

Für Cicely Saunders konnte dies nicht der richtige Weg sein; sie setzte auf mitfühlende Pflege am Ende des Lebens, nach ihrem Motto »Low tech and high touch«, d.h. der Mensch in seinen letzten Lebenswochen brauche weit weniger Technik im Krankenzimmer als ein Maximum an physischen wie psychischen Streicheleinheiten.

Sie argumentierte und handelte engagiert: »Unsere Gesellschaft ist nicht so arm, dass sie nicht die Zeit, die Mühe und das Geld aufbringen könnte, um den Menschen zu helfen, bis zu ihrem Tod wirklich zu leben. Allen, denen wir den Schmerz nehmen können, der sie in Furcht und Verbitterung gefangen hält, sind wir dies schuldig, dafür müssen wir sie nicht umbringen … Freiwillige aktive Sterbehilfe gesetzlich zuzulassen wäre eine verantwortungslose Handlung. Sie würde Hilfe verhindern, diejenigen unter Druck setzen, die ohnehin schon am verletzlichsten sind, und unseren aufrichtigen Respekt und unsere Verantwortung gegenüber den Alten und Schwachen, den Behinderten und Sterbenden untergraben.«

Erst allmählich setzte sich in Deutschland die Hospiz-Idee durch. Um Verwechslungen zu vermeiden, benannte sich der traditionelle Verband Christlicher Hospize in Verband Christlicher Hotels um.

Zur Hospizentwicklung trug auch die Entwicklung der noch neuen schmerz- und symptomlindernden Palliativmedizin[88] bei. Noch immer sind Schmerztherapie und Palliativmedizin nicht überall im Land verbreitet, 1983 wurde die erste Palliativstation an der Kölner Uni-Klinik mit fünf Betten eröffnet.

Inzwischen gibt es in Deutschland über 1500 ambulante Hospizdienste, gut 150 stationäre Hospize und bald 140 Palliativstationen an Krankenhäusern. In der Hospizbewegung sind rund 100 000 Frauen und Männer ehrenamtlich tätig, erhalten Aus- und Fortbildung und Supervision. Ihre Arbeit trägt wesentlich mit dazu bei, die Hospizidee in der Gesellschaft zu verbreiten und zu festigen.

Wer im Internet »Hospiz« recherchiert, stößt rasch auf zwei unterschiedlich bekannte Organisationen, den Deutschen Hospiz- und PalliativVerband e.V. und die Deutsche Hospiz-Stiftung.

Auffällig ist auf ihren Web-Sites: Nicht nur beziehen sie sich mit keinem Wort aufeinander, sondern sie kooperieren auch nicht. Warum das so ist, erklärt sich nicht nur aus der »Unterschiedlichkeit ihrer Aufgaben«, wie es auf Nachfrage vorsichtig heißt.

Bundesweit repräsentiert und fördert die Interessenvertretung der Hospizbewegung in Deutschland, der Deutsche Hospiz- und PalliativVerband e.V. (früher: Bundesarbeitsgemeinschaft) als Dachverband die 16 Landesarbeitsgemeinschaften bzw. Hospizverbände und zahlreiche überregionale Organisationen. Ein wissenschaftlicher Beirat mit zehn Professoren und Professorinnen fördert ehrenamtlich die Fortbildung mit Fragen der Palliativmedizin und -pflege, Religion und Ethik, Sozial- und Kulturwissenschaften, Sterbe- und Trauerbegleitung. Spenden werden bewusst über den Verband nicht eingeworben; sie sollten direkt an die jeweiligen örtlichen oder regionalen Hospizeinrichtungen fließen, hört man in der Geschäftsstelle mit drei MitarbeiterInnen. Schirmherrin ist die ehemalige Bundesjustizministerin Hertha Däubler-Gmelin (SPD). Sie unterhält auch im Bundestag u.a. einen interfraktionellen Gesprächskreis zum Thema Hospiz. Der Verband ist auch der offizielle Verhandlungspartner gegenüber den Krankenkassen, Pflegekasse und den Ministerien.

Er kooperiert dabei mit dem Deutschen Pflegerat, der Deutschen Gesellschaft für Palliativmedizin und der Deutschen Alzheimergesellschaft. Zu den Mitgliedern gehören auch überregionale Organisationen wie die Deutsche AIDS-hilfe, die Internationale Gesellschaft für Sterbebegleitung und Lebensbeistand, der Malteser Hilfsdienst und Omega – mit dem Sterben leben e.V.

Daneben gibt es seit über zehn Jahren die Deutsche Hospiz Stiftung mit einer anderen Prominenten als Schirmherrin: Uschi Glas, Schauspielerin und Kosmetik-Produzentin, übernahm das Hospiz-Ehrenamt von Karin Stoiber, Ehefrau des ehemaligen Bayerischen Ministerpräsidenten Edmund Stoiber. Mit 55 000 Mitgliedern versteht sich die Stiftung heute vor allem als Patientenschutz-Organisation, arbeitet intensiv für Patientenverfügungen und ihre Durchsetzung und hält für deren Speicherung ein eigenes Zentralregister vor. Von ihren drei Geschäftsstellen – Dortmund, Berlin, München – aus beraten über ein Dutzend MitarbeiterInnen Anrufende am Schmerz- und Hospiztelefon.

Für Beratungen erhebt die Stiftung eine Schutzgebühr, kostenlos ist die Auskunft am Schmerztelefon; ebenso bietet dies jedes regionale Hospiz an.

Die Deutsche Hospiz-Stiftung selbst betreibt keine eigenen Hospize, – obwohl der Name der Organisation dies nahe legt. Dass sie auch nicht vor Ort bei Hospizen tätig wird, obwohl dies bis vor nicht zu langer Zeit in aufwändigen Prospekten suggeriert wurde, war denn auch Gegenstand eines Gerichtsverfahrens der Stiftung gegen den Saarländischen Rundfunk. Ein Beitrag der ARD-Sendereihe PLUSMINUS, produziert vom *Saarländischen Rundfunk*, hatte 2006 den Verdacht geäußert, dass die Deutsche Hospiz-Stiftung offenbar »unter falscher Flagge segelt«.[89]

Dagegen klagte die Stiftung, zunächst beim Landgericht Hamburg und dann beim Hanseatischen Oberlandesgericht in einer Berufungsverhandlung.[90]

Im Urteil heißt es: »Auch die von der Antragstellerin (Dt. Hospiz-Stiftung) herausgegebene Broschüre legt dem Leser die Annahme nahe, Mitarbeiter der Antragstellerin kümmerten sich selbst um die Sterbenden. Dies gilt insbesondere für die zahlreichen Fotos, die jeweils Hilfspersonen im Zusammensein mit alten Menschen zeigen und Bildnebenschriften haben, in denen von liebevoller Zuwendung bis zuletzt bzw. professioneller und menschlicher Hilfe die Rede ist. Die Abbildung Bl. 15 der Broschüre ist zumindest primär so zu verstehen, dass die dort genannte Leistung ›… bis zuletzt da sein und Halt geben‹ von der Antragstellerin selbst erbracht wird, zumal sich dort im Fließtext der Satz findet: ›Wir stehen dafür ein, dass Ihre Wünsche und Wertvorstellungen im Ernstfall wirklich umgesetzt werden.‹ Da an keiner Stelle der gesamten Broschüre ausdrücklich darauf hingewiesen wird, dass die Antragstellerin nicht selbst

Hospize betreibe, kann diese Passage des Fließtextes im Zusammenhang (…) kaum anders verstanden werden, als dass es die Antragstellerin sei, die in eigenen Einrichtungen die Wünsche selbst umsetzen werde. Auch die für die Antragstellerin versandten Briefe der Schauspielerin Uschi Glas legen eine solche irrige Annahme nahe …«

Die Stiftung erhielt 2006 und 2007 Spenden und Beiträge in Höhe von 2,23 Millionen Euro. Die Spendengelder flossen 2007 mehrheitlich in Aufgaben des Patientenschutzes (1,77 Millionen), Beratung und Krisenhilfe (546 000 Euro), Informations- und Pressearbeit (476 000 Euro), Grundsatzfragen (185 000 Euro), Beratung von Hospizprojekten (191 000 Euro) und Supervisions-Kosten-Förderung ehrenamtlicher Mitarbeiter (70 000 Euro). Aufwendungen wie Verwaltungskosten – drei Büromieten in deutschen Großstädten, Gehälter und Fahrt- sowie Fahrzeugkosten werden nicht extra aufgeführt.

Auch Sterben ist Leben

Die Hospizbewegung betrachtet das menschlichen Leben von seinem Beginn bis zu seinem Tode als Ganzes. Auch Sterben ist Leben – Leben vor dem Tod. Die Würde des Menschen und möglichst weitgehend erhaltene Autonomie sind Kerninhalte. Dafür sind die wesentlichsten Voraussetzungen weitgehende Linderung von Schmerzen und Symptomen bei lebensbeendenden Erkrankungen durch intensive, sachkundige palliativärztliche und -pflegerische Versorgung. Genauso wichtig für Betroffene wie Angehörige ist psychosoziale und spirituelle Begleitung, z.B. auch durch Klinikseelsorger. Diese lebensbejahende Grundidee, so der Verband, schließt sowohl Tötung auf Verlangen als auch Beihilfe zur Selbsttötung aus.

Professor Raymond Voltz, einer von fünf Palliativ-Medizinern, die bundesweit für den Hospizdienst tätig sind, berichtet von großen Fortschritten im Umgang mit Morphinen und Opiaten und von neuen Möglichkeiten aus der Nuklearmedizin bei der Schmerzlinderung, von vorübergehender palliativer Sedierung, die für 24 Stunden für schläfrige Ruhe und Schmerzfreiheit sorgt.

Er ist erklärter Gegner der aktiven Sterbehilfe, zum Beispiel auch, weil sich aus der Erfahrung oft zeigt, dass Todeswünsche oft zwangsläufig unklar sind: »Eine Frau bat uns einerseits, die Fahrt in die Schweiz zur aktiven Sterbehilfe zu organisieren. Gleichzeitig wollte sie aber nicht, dass wir ihre künstliche Ernährung reduzieren – denn dann würde sie ja sterben. Ein Mann hatte wegen mehrerer Knochentumoren so starke Schmerzen im Arm, dass er sterben wollte. Wir haben dann das richtige Medikament für ihn gefunden, nach 24 Stunden war er schmerzfrei – und der Sterbewunsch wurde nie wieder geäußert.«[91]

Die meisten Menschen haben den Wunsch, zu Hause zu sterben. Auf die Schwierigkeiten, vor allem für Menschen ohne nahe Angehörige, antwortet die Hospizbewegung mit dem Ausbau ambulanter Strukturen, mit regionalen Netzwerken und enger Zusammenarbeit zwischen Professionellen und Ehrenamtlichen, so weit wie nötig und möglich, auch rund um die Uhr.

Die Finanzierung der Hospizarbeit steht dabei auf vier Säulen:

1. Die Krankenkassen übernehmen den größten Anteil.
2. Die Pflegekasse zahlt gestufte Beiträge, basierend auf den Stufen 1 bis 3.
3. Der Träger des Hospizes übernimmt etwa 10 Prozent, die sich aus Spenden finanzieren.
4. Der Gast trägt einen Eigenanteil bei, der sich in der Höhe nach der Pflegestufe richtet. Eine Aufnahme ins Hospiz soll jedoch am Geld nicht scheitern. Auch mittellose Menschen können aufgenommen werden.

Fachleute wie der Kölner Professor Raymond Voltz sind sich einig mit Kollegen: Wir brauchen dringend eine flächendeckende Einführung von so genannten Palliativ-Care-Teams, um Patienten auch zu Hause und ambulant versorgen zu können. Ein solches Home Care-Projekt läuft modellhaft mit einem Netzwerk in Aachen mit gutem Erfolg und viel ehrenamtlichem Engagement.

In ihrem Aufsatz *Last exit Sterbehilfe?*[92] fordert die Grünen-Politikerin Renate Künast: »Bevor wir also über die Legalisierung von aktiver Sterbehilfe diskutieren, müssen wir das Dickicht lüften und alles tun, was für ein ›gutes Sterben‹ getan werden kann. Es wäre ein Armutszeugnis für die Politik, wenn ihr außer dem Tötungsangebot nichts einfiele, um die Situation Schwerstkranker und Sterbender zu verbessern. Was nicht sein darf: Dass wir alles andere versäumen und dann Sterbehilfe als vermeintlich einzigen Ausweg anbieten.«

18 Zeit aber steht für Liebe Die Gewalt ist rasch

Praxis-Interview II: Alltag der Klinik-Seelsorge

Der Sterbende geht, wenn seine Stunde gekommen ist. Diese Stunde ist der Kairos, wie die Bibel sagt, dieser Augenblick, da alles stimmt und das Wort Gottes Gehör findet, greift. Der letzte erwartete Angehörige ist eingetroffen, der Sterbende hat noch einmal die Kraft gehabt, ein Wort zu sagen oder die Augen aufzuschlagen, die Hand zu drücken (…) Es ist eine – ich habe es immer wieder mit vielen Angehörigen zusammen erlebt – besondere Stunde, darf ich sagen »heilige« Stunde, da ein Mensch diese Erde verlässt. Was ist daran anders als an einer Geburt?

Karl-Georg Reploh, Klinik-Seelsorger i. R.

Wer 30 Jahre lang als Klinikseelsorger arbeitet, hat mitunter die Chance, den Aufbau einer Palliativstation an einer Klinik mit zu befördern und zu begleiten. Dr. Karl-Georg Reploh, katholischer Krankenhaus-Seelsorger und Mitarbeiter der Katholischen Akademie »Die Wolfsburg« in Mülheim/Ruhr, blickt auf diese Lebensleistung zurück. Im folgenden berichtet er im Interview mit der Verfasserin über die Arbeit einer Ethikkonferenz, zunächst aber von einem Patienten, den er mit Ärztinnen, Ärzten und Pflegenden sowie den Angehörigen bis zum Tod begleitete.[93] Hierüber kann als Motto das Zitat des Sozialphilosophen Max Horkheimer über »Zeitreduktion und Beziehungsverlust« stehen:

»Zeit aber steht für Liebe. Der Sache, der ich Zeit schenke, schenke ich Liebe. Die Gewalt ist rasch.«

»Seit dem Heiligen Abend lag er bei uns, lange fünf Monate – welch eine Zeit«, erzählt der Klinkseelsorger. Es fing harmlos an. ›Könnten Sie Herrn N. die Kommunion geben? Er freut sich über jedes Gespräch‹, so die Krankenschwester. So war es auch. Warmherzig war mein erster Eindruck, wach, interessiert, lebendig – Sonderschullehrer war er gewesen, einsam geworden, verletzt und unselbstständig. Dass er seit langem von der Caritas betreut wurde, machte mich nachdenklich.

Ein Bein musste ihm abgenommen werden, das machte ihm zu schaffen. Erst verlief alles einigermaßen normal, aber irgendwann stellten die Pflegenden und die Ärzte fest, dass keine Heilung erfolgte, dass nichts besser wurde, dass immer mehr schwarze Stellen an ihm waren. Wo eine Wunde entstand, und sei es durch eine Infusion, heilte sie nicht, sondern es entstanden regelrechte tiefe Löcher, die sich nie mehr schlossen.

Ein Mensch verfaulte am lebendigen Leibe – und merkte es nicht. In einem eigenartigen (gnädigen?) Zustand von Übersehen nahm Herr N. seine Krankheit kaum wahr, schien wenig Schmerzen zu haben, klagte nicht, freute sich wie ein Kind über jeden Besuch. Er fiel erst manchmal, dann häufiger in einen Zustand des Fantasierens, seine Kindheit tauchte auf, in einer großen Familie war er aufgewachsen, seine Frau stand ihm vor Augen, die es nicht mehr gab.

Dann kam zu all dem noch der MRSA-Keim, der es notwendig machte, ihn zu isolieren, so dass man ihn nur noch mit grünem Kittel, mit Plastikhandschuhen, mit Kopfhaube und Mundschutz besuchen durfte. Nun war er auch äußerlich abgeschnitten von der Welt; er erlebte die Menschen nur noch vermummt. Da wurden der Besucher weniger, die Geschwister, von weit her kommend, besuchten ihn einmal in der Woche und gingen tief traurig, wenn sie ihn nicht bewusst erreicht hatten: die Kommunionhelfer, der Seelsorger, der Sozialarbeiter der Caritas, die Schwestern und Pfleger, die Ärzte, die täglich über eine Stunde bei ihm waren, um seine Verbände zu erneuern – selten habe ich so viel Mitleid um einen Menschen gefunden. Wie viele haben sich wohl mit der Frage beschäftigt: Was soll mit ihm geschehen? Wie soll es weitergehen?

So begannen Gespräche, viele Gespräche, Gespräche jeder mit jedem, Einzelgespräche, Gruppengespräche, Konferenzen mit dem Chefarzt, den Angehörigen, dem Seelsorger, dem betreuenden Sozialarbeiter. Keinen ließ das Schicksal von Herrn N. unberührt: Zurück in seine Wohnung mit Betreuung rund um die Uhr? Hospiz? Wohnung in der Nähe der Familie? Altenheim, Pflegestation? Es wurde geplant, telefoniert, gestritten, es wurde geredet, bald mehr über Herrn N. als mit ihm. Nach Wochen kamen wir wieder zusammen und stellten fest: Wir waren an der gleichen Stelle wie vorher!

Irgendwann gestanden wir uns ein: Wir wussten nicht weiter, wir konnten nicht weiter. Wir spürten unsere Ohnmacht, auch Zorn und Wut waren dabei. Noch nie habe er einen solchen »Fall« erlebt, so der Chefarzt. Auch in der Literatur kein Hinweis auf ein solches Krankheitsbild. Ein Mensch, der am lebendigen Leib verfault, und eine Umgebung, die wie gelähmt um ihn steht. Wir warteten und warteten, und die Zeit ging dahin. Dabei verabschiedete sich der Geist von Herrn N. Nur noch selten, für kurze Augenblicke, manchmal beim »Vater unser«, wurde er hell, wach und bewusst, seine großen Augen wurden lebendig. Er lebte in einer anderen Welt, in der Welt seiner Kindheit, seines Berufes, seiner Familie, oder war es die zukünftige Welt?

Dann geschah, was keiner mehr erwartete, alle aber insgeheim gehofft, manche auch ausgesprochen haben: Innerhalb eines Tages – Anfang Mai – brach Herr N. ein und starb. Seine Geschwister waren bei ihm. Wir alle: erleichtert, traurig, hilflos, überfordert, müde, abgestumpft, nachdenklich – noch heute.

Der Sonderschullehrer hatte uns, seine behinderten Kinder, ›erlöst‹.«

Das Interview

Fuchs: War dies so ein Fall, der typisch wäre für ein Ethik-Konzil, das Sie eingerichtet haben?

Reploh: Ja, meistens kam von der Seite der Schwestern der Wunsch auf, hier müsste eigentlich geredet werden. Geredet hieß dann, dass wir uns zusammengesetzt haben, mindestens sieben Personen: die Oberärzte, Anästhesie und Chirurgie, Stationsärzte Anästhesie und Chirurgie, die betreuende Schwester und der leitende Stationspfleger und der Seelsorger, der war in dem Fall meistens sogar der Moderator.

Dann wurde die Situation dieses Patienten beschrieben. Es wurde die ethische Fragestellung noch einmal zugespitzt: Worum geht es jetzt hier genau? Und wo liegen hier die Knackpunkte? Und dann stellte sich eigentlich fast immer am Ende heraus, dass wir eine Übereinstimmung erzielt haben, über das, was man jetzt in Zukunft mit diesem Patienten machen wollte. Es hat übrigens auch immer einer den Part der Angehörigen, vertreten, aber sie waren selbst nie dabei.

Fuchs: Was konnte das sein, was man machen oder lassen sollte?

Reploh: Ja, man konnte zum Beispiel die Beatmung zurückstellen und auf Raumtemperatur gehen – als eine von drei

Möglichkeiten: steigern, Maximaltherapie, einfrieren oder zurückfahren, also das ist jetzt sehr vergröbert.

Fuchs: Aber letzten Endes wollte man doch diesem Menschen, der da auf dem Tod lag, die Chance geben, selbst bis zum Ende zu gehen?

Reploh: Ja, wir haben versucht, in diesen Gesprächen die Gesamtsituation des Patienten in den Griff zu kriegen, ihm sozusagen gerecht zu werden versuchen. Es half uns natürlich, wenn wir die Angehörigen kannten. Oft haben wir gesagt, das erste Mal im Leben wird diesem Patienten nun wirklich in seiner Gesamtheit Rechnung getragen, nicht nur medizinisch, nicht nur pflegerisch, oder eben auch nur seelsorglich, sondern von seiner Gesamtsituation her.

Fuchs: Dabei müsste ja dann oder könnte auch der so genannte mutmaßliche Wille des Patienten eine Rolle gespielt haben. Wie war der noch zu ermitteln?

Reploh: Das war dann oft die Frage. In wenigen Fällen gab es eine Patientenverfügung, dann ging es darum, sie zu interpretieren, was ja auch nicht immer ganz eindeutig war. Hier zeigte sich der Vorteil der Gruppe: Die Subjektivitäten, die sonst jeder Arzt, jede Schwester oder vielleicht auch der Seelsorger mitbringt, wurden möglichst zurückgestellt. Und es ist ja sehr häufig so, dass manche doch irgendwo spüren, ich sehe hier meinen Vater oder ich sehe hier meine Mutter in diesem Patienten, und ich könnte den nie jetzt aufgeben.
Oder oft war es auch so: Ich habe den Patienten jetzt in einer Nacht fünf, sechs Stunden lang operiert, ich gebe den jetzt nicht auf. Aber wenn dann mehrere andere mit anderen Gesichtspunkten das doch für möglich halten,

dann kommen bei dem Arzt doch die sachlichen Gesichtspunke zum Tragen. Oder er verabschiedet sich aus diesem Gespräch, weil er merkt, dass er da blockiert ist oder einen blinden Fleck hat.

Und: Das war ja eine Universitätsklinik mit sehr vielen jüngeren Ärzten, die zunächst eigentlich immer noch denken, es ist viel mehr möglich. Jetzt aufzuhören ist eigentlich nicht angebracht und ist verfrüht und ist unreif usw. Aber – das wird ja nicht am ersten Tag erwogen, sondern nach drei Wochen. Dann war es eigentlich für mich immer sehr eindrucksvoll zu sehen, wie die Beteiligten nachdenklich wurden, wie sie auch ihre Position revidierten und wie sie dann manchmal sogar ins andere Extrem verfallen und am liebsten sofort alles aufgeben wollten. Dann musste man sagen: Nein, das muss auch nicht sein.. Ein paar Dinge haben wir jetzt zehn Tage lang probiert, die brauchen jetzt nicht mehr gemacht zu werden, weil sie nicht gefruchtet haben.

Wir haben Ethikbeauftragte in jeder Disziplin gewonnen, mit denen haben wir intensive Schulungen durchgeführt, z. B. Kommunikationstraining.

Fuchs: Wer ist denn am besten oder am schlechtesten für Kommunikation ausgebildet?

Reploh: Bei der Ethischen Fallbesprechung waren vier Ärzte am Tisch und drohten leicht in ein medizinisches Gespräch abzudriften. Aber als Moderator habe ich meine Aufgabe sehr oft darin gesehen, einfach die Schwestern zum Sprechen zu bringen. Und wenn das gelang, dann war es oft so, dass die Ärzte sich davon überzeugen ließen, weil die Schwestern ganz anders argumentieren. Sie können sagen bei einem Patienten, der keinerlei Reaktion von sich gibt: Ich habe den Eindruck, der will nicht mehr. Es gibt keinen einzigen Punkt, wo man so das Gefühl hat, der packt wieder an. Oder wenn sie sagen, bitte machen Sie mal den Mund auf, dann presst er den Mund zu. Wo man also merkt, da sind richtige Verweigerungen. Und das stellt eine Schwester eben nicht einmal fest, sondern über Wochen.

Das Prinzip der Ethischen Fallbesprechung ist, dass dabei alle gleichberechtigt sind. Das ist ein wichtiger Punkt. Aber das heißt nicht, dass der Entschluss des Ethikkonzils verpflichtend ist, sondern er wird nur als ein Votum, als Vorschlag an die Ärzteschaft zurückgegeben. Denn die juristische Letztverantwortung bleibt bei der Ärzteseite. Der Arzt hat sich sozusagen nur eines Arbeitskreises bedient, der mehr Zeit hat. So sind wir nie an wirklich juristische Probleme herangekommen und das hätten wir auch nie gekonnt. Nur dass es dem Arzt jetzt leichter fiel, die Entscheidung der Ethischen Fallbesprechung umzusetzen und zu akzeptieren.

Fuchs: Kommen da Ärztinnen und Pflegende auch schon mal an ihre Grenzen und wünschen, alles wäre vorbei?

Reploh: Ganz bestimmt. Die persönliche Betroffenheit kommt stark zum Ausdruck. Wenn Schwestern zum Beispiel sagen: »Ich habe den Patienten jetzt drei Tage lang behandelt oder gepflegt, ich möchte es jetzt nicht mehr tun, ich möchte zwei Tage Pause haben.« Dann macht es jemand anders, so dass aufs Ganze gesehen doch ein sachlicheres, objektiveres Verhältnis zu dem Patienten vorhanden ist. Aber es entsteht immer auch ein sehr starker Meinungsdruck, gerade von den Schwestern. Das war auch oft mit Vorwürfen und Aggressionen gegen die Ärzte verbunden. Die konnten aber ausgeräumt werden, weil die Ärzte erklären konnten, warum sie vielleicht scheinbar blind weitergemacht hatten. Es geht ja auch oft um Verantwortlichkeiten, auch etwa bei Vertretungen.

Das spüren die Schwestern eben sehr, wenn sie merken, hier ist kein Konzept: hier wartet man eigentlich nur und wäre im Grunde glücklich, wenn der Mensch stirbt.

Fuchs: Kann es sein, dass ein Ethikkonzil vielleicht durch diese eher versachlichenden Debatten den schärfsten Druck herausnehmen kann?

Reploh: Das war unsere Erfahrung, wenn auch nicht in jedem Fall. Es ist auch öfter vorgekommen, dass wir uns nach maximal einer Dreiviertelstunde dann gesagt haben, wir können jetzt noch keine Entscheidung treffen, wir treffen uns in drei Tagen wieder. Oder am Freitag, damit die Ärzte mit Wochenend-Dienst und die Nachtdienste eine klare Marschrichtung haben. Wir wollten sie nicht ohne Orientierung in die Nacht und in die Wochenenden entlassen.

Fuchs: Konnten Angehörige mit dem, was dann zu ihnen drang, meist fertig werden?

Reploh: Die letzte Frage im Ethikgespräch war immer: Wer sagt es jetzt den Angehörigen, wer hat das beste Verhältnis zu ihnen? Und dann wurde entschieden.
Von der Sache her sind Gespräche, die wir mit den Angehörigen führen, natürlich viel weniger medizinisch, sondern lebensproblematisch, und damit konnten sie auch ihre Probleme aussprechen, so dass wir auch deren Probleme behandeln oder ansprechen, wenn das Vertrauen da war. Wir haben auch oft gesagt, wir werden uns heute Nachmittag mit mehreren zusammensetzen und wollen noch mal überlegen, wir würden gerne noch mal Ihren »Familienrat« einholen und genau wissen, wo bei Ihnen so die Probleme liegen, wie Sie die Situation beurteilen.

Fuchs: Wünschen verzweifelte Angehörige auch schon mal ein »Schluss machen«?

Reploh: Also dieser Schrei ist etwas ganz Natürliches. Ich habe erlebt, wenn nach der Operation der Patient auf die Station kam, dann war der erste Satz der Angehörigen fast regelmäßig: »Herr Doktor, tun Sie nur ja alles für meinen Mann!« Und nach drei Tagen, nach vier Tagen, nach fünf Tagen kippte die Stimmung um. »Sie quälen den ja hier zu Tode, was machen Sie eigentlich, es geht ja doch nicht weiter, lassen Sie ihn doch in Ruhe sterben.«

Dann kann ein Arzt natürlich gut erklären, dass manches normal und manches nicht normal ist. Er kann die Situation aufklären, viele Hilfen geben, indem er auch manche medizinische Dinge erklärt. Ich habe den Eindruck: Wenn das geschieht, ohne dass man jetzt die Angehörigen auf seine Linie kriegen will, indem man sie wirklich gut berät und ihnen sehr nahe zu sein versucht, dass sie dann auch ein großes Vertrauensverhältnis zum Arzt entwickeln und vieles auch ertragen.

Es bleibt eine fürchterlich schwere Situation für nächste Angehörige zu sehen, wie ein Mensch da – vielleicht auf langsamem Weg – doch zum Sterben kommt, was man aber abwarten muss. Wir haben Fälle erlebt, wo Leute acht oder zwölf Wochen in einer höchst kritischen Situation gelebt haben – es aber noch geschafft haben.

Ich war gestern Abend noch bei einem Mitbruder von mir, der drei oder vier Monate auf den Tod gelegen hat, und jetzt haben wir Geburtstag gefeiert. Das war ganz wunderbar. Der ist wieder gut zurecht. Angehörige, die so etwas durchstehen müssen, brauchen nahe und intensive Beratung. Dann schaffen sie das.

Fuchs: Und wenn es nicht so gut ausgeht – von wem kommt dann schon einmal der Wunsch, es möge Schluss gemacht werden?

Reploh: Vom Kranken habe ich es eigentlich nur im Bereich der Onkologie erlebt.

Fuchs: Wegen Schmerzen oder wegen Aussichtslosigkeit?

Reploh: Wegen eindeutiger Verschlechterung und Perspektivlosigkeit. Man darf aber nicht vergessen, dass auch ein großer Lebenswille da ist. Das hat auch einen sehr akademischen Charakter, dieses »ich will nicht leiden, macht Schluss, gebt mir die Spritze.«

Fuchs: Aber wie kommt es denn, dass das so populär durch alle Stammtischdebatten geht?

Reploh: Das sind die Leute, die nichts damit zu tun haben. Natürlich ist die Überforderung groß bei vielen Angehörigen, sie sind oft ja Nächte lang auch da, manchmal eine ganze Woche; dass es dann einen Punkt gibt, wo man glaubt, keinen Ausweg mehr zu sehen, wo man dem Sterbenden bald böse ist, dass er noch so lange einen in der Sorge lässt und in der Angst: »Wie lange willst du eigentlich noch? Haben wir was verkehrt gemacht? Warum gehst du noch nicht? Was läuft hier nicht richtig, Herr Doktor?« In der Situation gibt es viele Vorwürfe an die Ärzte.
Ich kann mich auch gut an Angehörige erinnern, die, als wir sie das dritte Mal angerufen und gesagt haben: »Wir haben den Eindruck, es geht zu Ende …« Dann haben die uns angebrüllt: »Wollen Sie uns zum Narren halten, sollen wir wieder eine Nacht da rumsitzen?« Also offensichtlich eine starke Überforderung. Dann passiert's

schon mal. dass die Angehörigen nur noch auf die Uhr gucken und sagen: »Warum stirbt er noch nicht, der müsste schon tot sein – während der Sterbende eben noch längst nicht soweit ist. Auch die Ärzte können nicht sagen, wann jemand stirbt. Gerade in der Onkologie kann jemand noch auf einem Niveau, das man oft gar nicht für möglich hält, noch zehn Tage leben. Solche Ausbrüche von Angehörigen sind – Entschuldigung – ich glaube, oft nicht ernst gemeint, sondern … ein Schrei ihrer Not, ein fürchterlicher Schrei. Was könnten wir machen?

Fuchs: Können Sie den Angehörigen vermitteln, was ich in Ihrem Aufsatz gefunden habe, dass Sterben die intensivste Lebensphase ist?

Reploh: Das stelle ich ja nicht als These auf. Ich habe viele Angehörige erlebt, die gesagt haben, es war ja eine schreckliche Zeit, eine fürchterliche, aber es war auch eine ganz wichtige Zeit für uns und war auch für mich eine wichtige Zeit. Ich kenne viele, die Menschen, Sterbende begleitet haben, später hatten sie Lust, bei uns in der ehrenamtlichen Arbeit mitzumachen oder in einem Hospiz.

Bei den Sterbenden selbst erlebt man gar nicht so selten Menschen, die sagen: Ich bin meiner Krankheit nicht böse. Diese Krankheit hat mich noch mal an viele Dinge herangeführt, die ich früher nie im Blick hatte, und ich bin froh, dass ich das so jetzt sehen kann. Sie sagen, dass sie auch ein bißchen großzügiger und menschlicher geworden sind.

19 Worüber verfügt der Patient?

Patientenverfügungen, ihre Folgen und Risiken

Wenn also die Patientenverfügung verbindlich sein soll, dann dürfen Sie nicht erschrocken sein, wenn sie plötzlich verbindlich ist … Der Witz an der Patientenverfügung ist, dass man etwas niederlegt, was man nicht will, obgleich man eine Chance hat.

Stephan Sahm, Chefarzt am Kettler-Krankenhaus Offenbach[94]

Vor Jahrzehnten gab es ein solches Dokument gar nicht. Später nannte man das Papier nicht selten Patiententestament. Aber da ein Testament bekanntlich die Dinge nach dem Lebensende des Verfassers regelt, traf die Bezeichnung hier nicht wirklich zu. Da es vielmehr auf Zeiträume vor dem Tod bezogen ist, wurde das Dokument umbenannt: Patientenverfügung heißt nun schon seit längerem ein bei klarem Verstand verfasstes Papier, in dem Menschen niederlegen, was sie an medizinischer Behandlung wünschen oder ablehnen, falls sie einmal nicht mehr in der Lage sein sollten, sich dazu selbst zu äußern, weil sie vielleicht entscheidungsunfähig, einwilligungsunfähig sein sollten. Nach einem Unfall, nach einem Schlaganfall oder im Koma, bei Demenz oder schwerer Alzheimererkrankung. Mit Hilfe dieser schriftlichen Vorausverfügung soll es leichter fallen, den so genannten mutmaßlichen Willen eines Menschen zu ermitteln, der sich nicht mehr deutlich ausdrücken kann. Es soll helfen, das Unplanbare zu planen.

Wie schnell das schiefgehen kann, beschreibt der Chefarzt Stephan Sahm[95] am klassischen Fall einer älteren Schlaganfallpatientin, die ansonsten gesund ist.

»Sie bekommt einen Schlaganfall, kann nicht schlucken, nicht mehr sprechen, sich nicht mehr dazu äußern. Was machen die ›alteuropäischen‹ Ärzte? Sie legen ihr eine Magensonde, sie wird künstlich ernährt. Das einzige, was wir wissen: Sie wehrt sich nicht. Folgten wir einem Gesetzesentwurf, der ganz auf Patientenautonomie abhebt, wäre das eine Missachtung ihres Selbstbestimmungsrechts und es wäre verboten, diese Sonde zu legen. Wenn Sie theoretisch gefragt werden: ›Soll Ihr Arzt sich an das halten, was Sie wünschen?‹, würden Sie sagen: ›Na klar soll er das.‹ In der Realität sieht die Situation aber ganz anders aus.«

Im Jahr 2008 wurden die bisher meisten politischen Debatten über die Patientenverfügung und ihre Verregelung geführt.

Mittlerweile erfreut sich nach ursprünglicher ärztlicher Ablehnung – da »ethisch und ärztlich keine nennenswerte Erleichterung« (Bundesärztekammer 1993) – das Papier einiger Akzeptanz vor allem in gebildeten Gesellschaftsschichten. Aber während nach Schätzungen etwa 30 Millionen Formulare im Umlauf sind, haben aber nur etwa 8 bis 9 Prozent der Deutschen den schönen Schein, der so viel Sicherheit zu verheißen scheint, auch wirklich ausgefüllt. Seit einem Jahrzehnt wird er ärztlicherseits nun als »eine wesentliche Hilfe für das Handeln des Arztes eingeschätzt«[96] – eine Auffassung, die nicht alle Ärzte, wohl aber viele Juristen teilen.

»Erfunden« – wie so vieles – haben die Patientenverfügung die autonomiebewussten US-Amerikaner. Aber mittlerweile machen dort nicht einmal 10 Prozent der Bürgerinnen und Bürger davon Gebrauch, und man stellt fest, dass an die 100 Millionen Dollar für Werbekampagnen für das Papier nur wenig Erfolg gebracht haben. Während Patientenverfügungen dort bereits eher ein Auslaufmodell sind, stehen sie in Deutschland zwar nicht unumstritten, wohl aber hart umkämpft im Mittelpunkt einer ebenso breiten wie heftigen jahrelangen Debatte. Auch im Sommer 2008 kam sie noch nicht auf höchster politischer Ebene, im Deutschen Bundestag zu Ende. Über drei unterschiedliche Gesetzesentwürfe und einen Antrag konnte bis zum Herbst 2008 noch nicht entschieden werden.

Kontroverse Meinungen um die Patientenverfügung branden auf und das – wie so oft bei ethischen Fragen – quer durch die Fraktionen.

Ein gemeinsamer Brief der Evangelischen Kirche in Deutschland und der Katholischen Bischofskonferenz enthält Einwände vor allem gegen den weitreichendsten Gesetzesantrag von 200 Abgeordneten unter Federführung des SPD-Rechtspolitikers Joachim Stünker. Kirchliche Bedenken richten sich vor allem gegen die ungenügende Beachtung der Bedeutung von Patienten-Bevollmächtigten und Betreuern sowie gegen die unbegrenzte Reichweite der Patientenverfügung.

In einem weiteren detaillierten Gesetzesentwurf hatten der Unions-Vizepräsident Wolfgang Bosbach, der SPD-Bioethikexperte René Röspel und Grünen-Bundestags-Vizepräsidentin Katrin Göring-Eckardt dafür plädiert, die Reichweite einer solchen Verfügung deutlich einzuschränken. Sie fordern: Wenn in der Willenserklärung der Abbruch lebenserhaltender medizinischer Maßnahmen gefordert wird, so solle dies nur bei Krankheiten möglich sein, die bereits im tödlichen Stadium sind oder bei Bewusstlosen, die sehr wahrscheinlich nie wieder zu Bewusstsein kommen werden, etwa bei Wachkoma-Patienten oder schwerst Demenzkranken. So wollen die Antragsteller verhindern, dass Leben voreilig aufgegeben wird, zu einem Zeitpunkt, an dem immer noch auch nur die allerkleinste Hoffnung auf Besserung besteht. Uneingeschränkt sollen nur solche Verfügungen gelten, die mit ärztlicher und notarieller Beratung verfasst wurden.

Gegen dieses Konzept wurde Mitte November 2008 noch einmal ein überfraktioneller Gegenvorschlag ins Feld geführt. Der Intensiv-Mediziner Hans Georg Faust (CDU) und der CDU-Fraktionsvize Wolfgang Zöller, unterstützt u.a. von der ehemaligen Bundesjustizministerin Herta Däubler-Gmelin von der SPD, plädieren dafür, dass schriftliche Willenserklärungen grundsätzlich immer gelten sollen. In Zweifelsfällen soll eine Absprache mit Angehörigen und Betreuern klären, ob die Verfügung in der konkreten Situation tatsächlich noch zutrifft.

Unterstützung kam u.a. von dem SPD-Abgeordneten Joachim Stünker, dessen Entwurf im Frühjahr ebenfalls die Selbstbestimmung von Patienten stärkte.

Aber vor allem dem Stünker-Entwurf werfen die Spitzen der Evangelischen wie Katholischen Kirche vor, er lege zu viel Gewicht auf das Selbstbestimmungsrecht, ohne es auf die Fürsorge für den Patienten zu beziehen: »Es ist Ausdruck recht verstandener Selbstbestimmung und gebotener Fürsorge, Wünsche und Entscheidungen einer Patientenverfügung nicht einfach als das letzte Wort eines Patienten zu nehmen.« Dies werde besonders deutlich, wenn die Willensäußerung nur mündlich erfolgt sei, und ohne dass der Patient über alle Möglichkeiten medizinischer Behandlung informiert gewesen sei.

Immerhin geht es um die weitreichende Frage, ob etwa ein Behandlungsabbruch mit Todesfolge gesetzlich abgesichert werden soll, ob also ein Arzt ungestraft Sondennahrung oder eine Leben rettende Behandlung abbrechen darf, weil und wenn der – nicht mehr einwilligungsfähige – Kranke dies früher einmal in einer Patientenverfügung so vermerkt hat.

Die Abgeordneten entscheiden in dieser ethisch schweren Frage ohne Fraktionszwang. Als Termin wird das Frühjahr 2009 erwogen.

Der Würzburger Richter Rainer Beckmann warnt: »Die im voraus erklärte Ablehnung lebenserhaltender Maßnahmen scheint hier den Charakter einer ›Selbsttötungs-Verfügung‹ anzunehmen.«

Zwar betonen alle Befürworter solcher Verfügungen in Deutschland, dass sie von aktiver Sterbehilfe nichts wissen wollen. Dennoch sollen ja wohl Menschen »auf Wunsch« ums Leben gebracht werden, die sich möglicherweise noch nicht einmal im Sterbeprozess befinden.

Wer für das Ausfüllen dieser Papiere wirbt, weiß derzeit noch, dass Patientenverfügungen keine rechtliche Verbindlichkeit haben. Das soll sich ändern, womöglich nach dänischem Vorbild, wo Patientenverfügungen als »ziemlich verbindlich« anerkannt sind.[97]

Interessante Kooperation

Interessant erscheint – wie immer wieder bei Durchsetzungsbemühungen bioethischer Bestrebungen – die Verflechtung zwischen Einrichtungen und Persönlichkeiten aus den seit ungefähr 20 Jahren überall boomenden Ethik-Instituten und -Akademien, Meinungsbildnern wie etwa dem Deutschen Juristentag, Institutionen wie »Humanistische Union«, »Humanistischer Verband«, einzelnen Abgeordneten, oft in Personalunion und Menschen aus Regierungskreisen.

Der Autor Klaus Peter Görlitzer[98] beschreibt das u.a. anhand der zweigleisigen Tätigkeitsfelder des SPD-Bundestagsabgeordneten Rolf Stöckel, der den so genannten Stünker-Entwurf unterstützt und seit Jahren als Bundesvorsitzender des »Humanistischen Verbandes Deutschlands HVD« und in der Politik für ein selbst bestimmtes »humanes Sterben« eintritt. Die Organisation, die sich als »bundesweite Interessenvertretung Konfessionsloser« sieht, wirbt seit Jahren dafür, »Sterbehilfe auf Wunsch« gesetzlich zu ermöglichen, wobei der HVD nicht nur Tod bringenden Behandlungsabbruch, sondern auch ärztliche Hilfe bei der Selbsttötung für vertretbar hält. Als Dienstleistung gegen Gebühr bietet der Verband an, Patientenverfügungen zu registrieren und im Notfall auch durchzusetzen. Der HVD ist Mitglied einer selbst ernannten »Arbeitsgemeinschaft zur Durchsetzung des Patientenwillens im In-und Ausland«, die von einer Dresdner Rechtsanwaltskanzlei ins Leben gerufen wurde. Um die Nachfrage nach anzukurbeln, hat die Dresdner Kanzlei nach eigenen Angaben inzwischen die Präsidenten sämtlicher Vormundschaftsgerichte sowie die Geschäftsleitungen von Krankenhäusern, -kassen und -versicherungen angeschrieben und gebeten, die Verfügungsdatenbank künftig zu nutzen.

Interessant ist auch das Zusammenspiel wissenschaftlicher und politischer Kräfte beim Zustandekommen eines Gutachtens.

Seine AutorInnen entstammen einer Arbeitsgruppe der »Akademie für Ethik in der Medizin« (AEM), Auftraggeber ist das Bundesgesundheitsministerium (BMG). Zugleich erschien der Gutachten-Inhalt auch als Buch mit dem Titel »Möglichkeiten einer standardisierten Patientenverfügung«. Das Grußwort verfasste Bundesgesundheitsministerin Ulla Schmidt (SPD) und liest sich so: »Das vorliegende Gutachten wurde von einem großen interdisziplinären Expertenteam erstellt, dem alle namhaften Kapazitäten auf diesem Gebiet angehörten.«

Die Auswahl dieser »Kapazitäten« lässt sich jedoch durchaus als einseitig bezeichnen. Schließlich handelt es sich um niemand anderen als jene BioethikerInnen, die seit Jahren für eine »Ausweitung der Sterbehilfe« werben, darunter der Jurist Hans-Georg Koch und die Philosophen Dieter Birnbacher (Düsseldorf) und Hans-Martin Sass (Bochum).

Letztere sind in der Bioethik-Szene ebenso bekannt wie umstritten, u. a. wegen ihrer Positionen zur Neugeborenen-Euthanasie.

Sass, ein Vertreter der so genannten Praktischen Philosophie, war in den neunziger Jahren deutsches Mitglied im Kennedy Institute in den USA und bis 1996 Vorstandsmitglied der Professor's World Peace Academy (Mun-Sekte). Dieter Birnbacher gehört zum Wissenschaftlichen Beirat der Deutschen Gesellschaft für Humanes Sterben (DGHS) und lud im Winter 2004 den hoch umstrittenen australischen Bioethik-Professor Peter Singer in die Heinrich Heine-Universität in Düsseldorf ein.

Das Triumvirat beklagte im Auftragsgutachten für das Bundesministerium für Gesundheit, dass es bislang keine eindeutige rechtliche Verbindlichkeit für Patientenverfügungen gebe. Sie stellen »Gesetzgebungsbedarf« fest, wünschen sich die »Etablierung von Patientenverfügungen als Rechtsinstitut« und empfehlen die »Einrichtung eines gesonderten staatlichen Registers wie in Dänemark«. Interessante Hinweise auf wünschbare Inhalte gibt eine Vorschlagsliste von »Festlegungen zur Berücksichtigung meines Patientenwillens« des Philosophen Hans-Martin Sass und der Medizinerin Rita Kielstein, beide vom Zentrum für Medizinische Ethik an der Ruhr-Universität Bochum. Zwar heißt es unter Punkt 1: »Ich möchte so lange leben wie möglich, auch Leiden und Beschwerden ertrage ich, solange ich nur leben kann.« Aber (suggestiv) heißt es unter Punkt 2: »Ein langes Leben wünsche ich mir nur bei guter Lebensqualität; Leiden und Beschwerden ertrage ich nicht gern, ich bin auch nicht gern von anderen abhängig.«

Was hier fehlt, ist der auch sonst häufig fehlende Hinweis, wie ihn der Staats- und Verwaltungsrechtler Horst Dreier[99] gibt: »Im übrigen sollte nicht übersehen werden, dass eine Person, die eine Patientenverfügung abfasst, sich sowohl für die Ausschöpfung aller technisch möglichen und medizinisch sinnvollen Maßnahmen entscheiden als auch bestimmte Behandlungen (Operationen, künstliche Ernährung) ausschließen kann.

Mehr noch: Niemand muss eine Patientenverfügung verfassen. Man kann auch einem Dritten eine Vorsorgevollmacht erteilen oder gerichtlich einen Betreuer bestellen lassen. Man kann und darf schließlich auf jedwede Regelung verzichten. Wer die Last einer solchen Entscheidung nicht zu tragen vermag, kann sie also an andere delegieren oder ihr durch Schweigen ausweichen. Aber wer sie trägt, der darf Respekt für seine überlegte und verantwortungsbewusste Entscheidung verlangen und hat infolge dessen einen auch und gerade durch die Grundrechte verbürgten Anspruch, dass der in der Patientenverfügung fixierte Wille befolgt wird.«

So sieht der Entwurfsvorschlag des Bundesministeriums der Justiz[100] für Textbausteine unter »lebenserhaltende Maßnahmen« als möglich wünschbare Aussage für den Fall von Einwilligungsunfähigkeit auch vor: »Ich wünsche dann, dass alles medizinisch Mögliche getan wird, um mich am Leben zu halten und meine Beschwerden zu lindern.«

Inzwischen wetteifern 227 Anbieter von A wie Arbeiterwohlfahrt bis Z wie Zeugen Jehovas mit Mustervordrucken, Textbausteinen und Angeboten zentraler Speicherung um die Bürger.

Bei der Vielzahl der Empfehlungen und (oft erschreckend dilettantischen) Entwürfe[101] erscheint es erstaunlich, dass im Grunde Selbstverständlichkeiten aus der Praxis so oft vernachlässigt werden. Welchem Verfügungsmuster kann ich vertrauen? Wer ist informiert genug, kann sich jede heute noch undenkbare Situation ausmalen, eigene Bedürfnisse zum Zeitpunkt X hochrechnen, den Wechsel in der Weltsicht von gesunden auf kranke Tage vorweg ahnen? Es empfiehlt sich, hier den Arzt zu fragen.

Studie mit Überraschungen

Stephan Sahm, Chefarzt einer Krebsklinik, hat sich darüber – verständlicherweise sehr praxisnahe – Gedanken gemacht, anhand der einzigen europaweiten sozial-empirischen Studie mit gesunden und krebskranken Menschen sowie mit Ärzten und Pflegenden, deren Ergebnisse er auf einer Tagung[102] vorstellte.

Dabei konstatierte er, dass

1. Begrenzungen medizinischer Maßnahmen alles andere als eine Ausnahme sind, sondern die Regel;
2. die weit verbreitete Angst vor Übertherapie eigentlich eine Chimäre ist, eine Fehlbehauptung, denn das Gegenteil ist der Fall;
3. irrtümlich Therapiebegrenzung für selten gehalten wird – sie ist in gewisser Hinsicht Routine;
4. es zum Wesen der Medizin gehört, dass die Aussichten immer nur unbestimmt sind;
5. eine Patientenverfügung dann sinnvoll ist, wenn ein Patient sagt: »Ich habe eine gewisse Chance, aber ich will sie nicht.«

Immer wieder erbrachte die Studie unerwartete Ergebnisse:

Längst nicht alle, die den Vordruck zur Patientenverfügung anfordern, füllen ihn auch aus. Interessanterweise haben die Mediziner selbst seltener eine Patientenverfügung als Durchschnittsbürger, und unter ihnen gibt es erstaunlich viele, die Fragen nach möglicherweise erwünschten Behandlungen unentschieden beantworten: »Ich weiß nicht.« Oder: ob jemand eine so belastende Therapie wie Chemotherapie oder Dialyse will. Während viele Gesunde sie ablehnen, wünschen Schwerkranke sie. Und Profis, die den Nutzen ermessen können sollten, lehnen überwiegend ab.

Viele Beispiele zeigen, dass Gesunde und Kranke die Welt mit jeweils anderen Augen sehen und dass Patienten eine andere Weltsicht haben.

Das wirft nun allerdings Fragen auf, warum eine Patientenverfügung aus gesunden Tagen überhaupt verbindlich sein soll. Und dann bestehen Ängste, die zu Vorbehalten führen: dass

1. eine Patientenverfügung missbraucht werden könnte, oder
2. Behandler sich daran halten, obwohl in konkreten Situationen noch Chancen bestünden;
3. Angehörige auf das Einhalten der Verfügung drängen.

Schon im Jahr 2003 gab es heftige Reaktionen auf einen Beschluss des Bundesgerichtshofs zum tödlichen Behandlungsverzicht bei einem einwilligungsunfähigen Koma-Patienten aufgrund einer früher verfassten Patientenverfügung und eines Betreuerantrags auf Lebensbeendigung beim Vormundschaftsgericht: Das Gericht hatte entschieden, dass Ärzte und Pflegekräfte den Patienten auf dessen Wunsch hin verhungern lassen müssen.

»Der Gesetzgeber muss schleunigst klarstellen, dass in Deutschland weder Betreuer noch Richter das Recht haben, über Leben und Tod bewusstloser Patienten zu entscheiden«, forderte Erika Feyerabend, Bioskop e.V., und weiter: »Es pervertiert den Auftrag von Pflegekräften und Ärzten, wenn sie künftig bewusstlose Patienten durch Abbruch notwendiger medizinischer und pflegerischer Maßnahmen ums Leben bringen müssen.« Hier handele es sich auch nicht um Hilfe beim Sterben, weil der 72-jährige Patient gar nicht im Sterben liegt. Hier gehe es vielmehr darum, den Betroffenen durch Abbruch der Sondenernährung zielstrebig verhungern zu lassen.

Bei längst nicht immer aktualisierten Voraus-Entscheidungen über das Lebensende geht es, verfolgt man die Debatte, fast ausschließlich um Optionen für mehr oder weniger rasche Beendigung von Leid und Leben, seltener um mögliche Forderungen nach verbesserter Förderung, Pflege, Rehabilitationsansätzen auch bei schwerster Erkrankung. Nichts mehr zu wollen, und koste es das Leben, ist eine private Entscheidung – hat aber ganz eindeutig auch politische, vor allem gesundheitsökonomische Folgen. Es sieht so aus, als sollten leere Kassen, in die jahrzehntelang unsere Steuergelder flossen, uns nun zunehmend zwingen, uns in bester Absicht wegzusparen. Einmal mehr ist das Private politisch.

Wer vorab Verzichtserklärungen unterzeichnet, gelangt schnell mit auf die schiefe Ebene hin zur Tötung schwer kranker Menschen, befürchtet Erika Feyerabend und verweist auf ähnliche Entwicklungen in den Niederlanden und Belgien.

In Zeiten chronisch knapper Kassen befürchtet (nicht nur) Bioskop e.V. riskante ökonomische Nebenwirkungen: »Gesundheitspolitiker, Krankenkassen, Klinik- und Heimbetreiber könnten gesammelte Registerdaten etwa dazu nutzen, den Abbau von Behandlungs- und Versorgungskapazitäten zu rechtfertigen. Wenn 2 Millionen Menschen registrieren lassen, dass sie im Falle anhaltender Bewusstlosigkeit nicht mehr medizinisch behandelt werden wollen, könnten Gesundheitspolitiker leicht versucht sein, öffentlichkeitswirksam zu begründen, warum sie nichts gegen die bekanntermaßen unzureichende Versorgung von Komapatienten tun.«

»Die Frage nach den Leistungen, die Patienten unter Berufung auf ihr Selbstbestimmungsrecht beanspruchen dürfen, bildet den Kern der meisten Diskussionen innerhalb der heutigen Medizinethik. Dies gilt nicht nur für den assistierten Suizid und die aktive Sterbehilfe, sondern für die praktisch ungleich bedeutsamer, wenngleich weniger schlagzeilenträchtige Debatte über die sehr bald unumgänglich werdenden Rationierungen im Gesundheitswesen.« Der dies schreibt, Michael Pawlik in der *Frankfurter Allgemeinen*, folgert messerscharf: »Während allerdings im Hinblick auf die Verteilung knapper Ressourcen Einigkeit darüber herrscht, dass niemand allein deshalb Sonderleistungen verlangen darf, weil er persönlich sie für sinnvoll hält, ist im Bereich der vorzeitigen Lebensbeendigung eine zunehmende Bereitschaft unübersehbar, dem Patientenwillen weitergehend Rechnung zu tragen als bisher.«[103] Der nun soll sich nicht so sehr – wie oft in Gedanken verknüpft – darauf richten, dass die Ärzte einen sterbenden Menschen sterben lassen.

»Wenn es sich nur darum handeln würde, brauchte niemand eine Patientenverfügung zu verfassen. Denn kein Arzt hat das Recht, einen als sterbend erkannten Menschen in seinem Sterben aufzuhalten«, formuliert der Dortmunder Theologe Hans Grewel. Sein Schluss: Patientenverfügungen zeigen also ein anderes Problem an:[104]

»Da formuliert ein Mensch die Mindestbedingungen dafür, dass er das ihm ›geschenkte‹ Leben zu leben bereit ist. Aber er wählt nicht den sicheren Weg, sich Unannehmlichkeiten zu ersparen: indem er sich beizeiten umbringt. Er möchte von diesem Leben so viel wie möglich mitbekommen. Dann aber, wenn er den Zeitpunkt eigenen Handelns versäumt hat, verfügt er die Inanspruchnahme ärztlicher ›Hilfe‹ ausgerechnet von dem Arzt, dem er in guten Tagen nicht ›ausgeliefert‹ sein mag. Diese Hilfe ist ja auch in Wahrheit gar keine Hilfe, sondern Tötung.«

An die Vorsorge-Vollmacht denken

Wichtiger als eine Patientenverfügung – und da sind sich nicht nur die Mediziner einig, aber diese vor allem – ist für jeden Menschen eine Vorsorge-Vollmacht, die schriftlich festgelegt und dem Hausarzt, Anwalt und vor allem demjenigen oder derjenigen ausgehändigt wird, dem wir für unsere Fragen Vollmacht erteilen. Bevollmächtigt werden kann – ähnlich wie in Vermögensfragen – jeder Mensch, dem wir vertrauen, Lebenspartner, Familienangehörige, Freundinnen, Freunde. Mit ihnen gilt es vertrauensvoll zu reden über die eigene Haltung zu Krankheit und Tod, über Wünsche und Ablehnung. Sie sind die wichtigsten Mittler zu Ärztinnen, Ärzten und Pflegenden, wenn schwerkranke Menschen nicht mehr für sich selbst sprechen können.

Genauso sinnvoll ist – wenn eine Krankheit lebensbedrohlich wird – ein so genannter Vorsorgeplan. Mit ihm lassen sich medizinische Maßnahmen eingrenzen, die normalerweise ergriffen würden, den todkranken Menschen aber nur noch quälen würden.

Stephan Sahm über die Erfahrungen mit Krebspatienten im fortgeschrittenen Stadium, wenn es darum geht, bestimmten Komplikationen zu begegnen und plötzliche Beschwerden zu lindern: »Dann wird geplant – wer behandelt welches Symptom? Meist sind das nur wenige: Lymphknoten, Panik, Angst, Überwässerung, Schmerz, Schluckstörungen. Meist sind es nur ganz wenige Fragen, die organisiert werden. Sind Hausarzt oder Pflegedienst sofort und auch nachts erreichbar? Wer kann Schmerzmittel spritzen? Sie glauben nicht, wie wunderbar das Netz an Hilfsdiensten – etwa der ambulanten Hospize – in vielen Gegenden heute ist.«

20 Die Angst vorm Tod kann uns ums Leben bringen

Positionen der christlichen Kirchen zur Sterbehilfe

O Herr, gib jedem seinen eigenen Tod,
das Sterben, das aus jenem Leben geht,
darin er Liebe hatte, Sinn und Not.

Auf dieses Gedicht von Rainer Maria Rilke aus dem *Stundenbuch* berufen sich oft die Befürworter der Sterbehilfe. Kurt Koch, Bischof von Basel, macht auf den Irrtum einer solchen Interpretation aufmerksam:[105]

»Der Mensch weiß zeitlebens um seinen Tod. Deshalb ist er im Grunde das einzige Lebewesen, das wirklich sterben kann. Von daher gehört es zu seiner Würde, sein eigenes Sterben vollbringen zu können – dies hat Rilke mit seinem Gebet um den eigenen Tod gemeint. Ihm ging es nicht um den »eigenen Tod« durch das Beenden des Lebens, sondern um das Sterben als Ausreifen des Lebens. Dem Menschen darf folglich sein eigenes Sterben nicht genommen werden … Das Tötungsverbot schützt deshalb das Recht des Sterbenden, seinen eigenen Tod sterben zu dürfen, wenn dieser nicht mehr abgewendet werden kann. Denn es gibt wohl kaum eine grausamere Verletzung der Würde des sterbenden Menschen als seine vorzeitige Tötung.«

In der Einführung zu gemeinsamen Texten »Sterbebegleitung statt aktiver Sterbehilfe«[106] schreiben die damaligen Vorsitzenden der Deutschen Bischofskonferenz, Karl Kardinal Lehmann, und Präses Manfred Kock als Vorsitzender des Rates der Evangelischen Kirche in Deutschland, angesichts der demografischen und gesundheitsökonomischen Situation:

»Aktive Sterbehilfe ist und bleibt eine ethisch nicht vertretbare gezielte Tötung eines Menschen in seiner letzten Lebensphase, auch wenn sie auf seinen ausdrücklichen, verzweifelten Wunsch hin erfolgt. Wir wissen, wohin es führen kann, wenn Menschen von Dritten für nicht mehr lebenswert erklärt werden, statt in ihrer Schwäche, Krankheit oder Behinderung als Menschen akzeptiert und nach ihren Bedürfnissen umsorgt zu werden.

Die derzeitige Diskussion um die aktive Sterbehilfe ist in Deutschland beeinflusst durch die Erfahrungen der Vergangenheit (Gesetzgebung und mörderische Praxis der NS-Zeit), die uns sensibel machen gegen jede Form von Ausgrenzung, Aussortierung und Vernichtung anhand scheinbar objektivierbarer Kriterien. Wir wenden uns gegen alle Aussagen, die das Leben von Menschen als ›nicht mehr lohnend‹ oder ›nicht mehr lebenswert‹ abqualifizieren. Wir verweisen demgegenüber auf die Kostbarkeit jedes einzelnen Menschen und die unabdingbare Würde jeder einzelnen Person.«

Der Kirchentext fährt fort:

»Das biblisch-christliche Verständnis vom Menschen beinhaltet vor allem, dass jeder und jede eine Würde besitzt, die in der Gottesebenbildlichkeit des Menschen gründet, unabhängig von Vorleistungen oder Kriterien. Diese Würde muss man sich weder erwerben, noch kann sie verloren gehen oder von Dritten abgesprochen werden.

Um das Menschenwürde-Argument zu entkräften, wird bisweilen der Versuch unternommen, schwerst pflegebedürftigen Menschen nur noch ein ›biologisches‹ Leben zuzusprechen. Man spricht vom so genannten Dahinvegetieren. Der Verlust von Selbstbestimmung und das totale Angewiesensein auf andere wird als unwürdig angesehen, so dass man einem solchen Zustand ein vorzeitiges Ende bereiten möchte. Doch dies ist eine inakzeptable Schlussfolgerung.«

Das Alter wert schätzen

Für eine intensive Diskussion über die Themen Altwerden und Sterben hat sich Mitte 2008 der Vorsitzende der Deutschen Bischofskonferenz, der Freiburger Erzbischof Robert Zollitsch, ausgesprochen. Dies sei in der Gesellschaft »weitgehend verdrängt«, sagte er und bekannte, dass viele Menschen eine aktive Sterbehilfe befürworteten, habe ihn erschreckt.[107]

Zollitsch (70) sieht dahinter eine große Gefahr, nämlich:

»… dass tatsächlich wir Menschen, die wir immer älter werden, irgendwann einmal zu dem Punkt kommen: Es lohnt sich nicht mehr zu leben, mache ich meinem Leben selbst ein Ende. Und damit werden auch viele, glaube ich, überfordert werden. Denn Entscheidungen, die wir treffen, treffen wir immer in einem bestimmten Kontext, abhängig von der Umgebung, mit beeinflusst von den Menschen, die um uns herum sind. Und wenn wir Menschen in unserer Gesellschaft das Gefühl haben, im Alter überflüssig zu sein, ist das schlimm.

Wenn wir Angst haben müssen, dass eventuell das Alter schmerzvoll sein kann, dass das Sterben etwas Furchtbares ist, dann haben wir vielleicht auch vergessen, dass Altwerden und Sterben zum Leben gehört, und wir haben vergessen, dass es tatsächlich eine Aufgabe der Menschen ist, Sterben auch menschlich möglich zu machen … Wir müssen helfen, dass wir menschenwürdig sterben und nicht dazu mithelfen, dass die Leute immer mehr Angst vor dem Sterben haben und dann aus der Angst vor dem Tod in den Tod flüchten«. An anderer Stelle[108] verweist Zollitsch auf das beeindruckende Vorbild Papst Johannes' Pauls II. »Seine letzte Lebensphase und sein Sterben haben gerade deshalb eine so hohe öffentliche Aufmerksamkeit gefunden, weil er sie angenommen und bis zum Ende in Würde getragen hat.«

Mit einem gemeinsamen Hirtenbrief »Herausforderung des Sterbens« hatten sich bereits 2006 die Bischöfe von Basel, Freiburg und Straßburg für eine öffentliche Debatte eingesetzt.

Auch der Basler Bischof Kurt Koch[109] wies nachdrücklich darauf hin, dass direkte aktive Euthanasie und assistierter Suizid einem Menschen nicht beim Sterben helfen, sondern dem Sterben eines Menschen zuvorkommen: »Sie sind nicht Hilfen beim Sterben, sondern zum Sterben. Damit verhindern sie, dass ein Mensch zu der ihm bestimmten Zeit seinen eigenen Tod sterben kann. Damit verletzen sie in schwerwiegender Weise nicht nur das Tötungsverbot und damit die grundlegende, alles menschliche Zusammenleben sichernde Norm, sondern auch die Würde des Menschen.«

Bischof Koch sieht auch gravierende gesellschaftliche Konsequenzen heraufziehen, wenn aktive Euthanasie und ärztlich assistierte Selbsttötung staatlich zugelassen würden:

»Jede legal vollzogene Euthanasie würde den gesellschaftlichen Druck auf Alte und Kranke und deren Angehörige erhöhen, mit dem Weiterleben die ohnehin angespannten Gesundheits- und Sozialsysteme nicht zusätzlich zu belasten. Wenn nämlich das Weiterleben des kranken Menschen nur noch eine von zwei legalen Optionen darstellen würde, müsste sich derjenige, der die Last seines Sterbeprozesses anderen zumutet, zur Rechenschaft verpflichtet fühlen, ob er das darf. Dies würde die Angst alter und kranker Menschen zusätzlich vergrößern, sie könnten ihr Recht auf Leben verlieren. Eine solche Einstellung würde sich auf die gesellschaftliche Anerkennung dieser Menschen in ruinöser Weise auswirken. Eine staatlich akzeptierte ärztliche Tötungspräxis würde zudem mit der Zeit das elementare Vertrauen der Patienten in die Ärzte und das medizinische Pflegepersonal untergraben.

Aus allen diesen Gründen kann die Katholische Kirche irgendeiner Legalisierung der direkten aktiven Euthanasie oder dem assistierten Suizid niemals zustimmen.«

Evangelische Kirche kritisiert Ethikrat

Unter dem Titel »Selbstbestimmung und Fürsorge am Lebensende« gab der Nationale Ethikrat 2006 eine nicht unumstrittene Stellungnahme ab. Diese kritisierte der Ratsvorsitzende der Evangelischen Kirche in Deutschland, Bischof Wolfgang Huber, in aller Deutlichkeit.[110]

Als verhängnisvoll sieht Huber es an, dass der Nationale Ethikrat im Blick auf die Beihilfe zum Suizid und die Tötung auf Verlangen nicht zu klareren und eindeutigeren Ergebnissen kommt: »Das partielle Ja zur ärztlichen Suizidbeihilfe und zur ärztlichen Mitwirkung bei der Tötung auf Verlangen stellt den in Deutschland bestehenden Konsens über das ärztliche Ethos in Frage. Ich vertraue jedoch darauf dass die Ärzteschaft sich nicht für die im Nationalen Ethikrat auch vertretene Sicht öffnet, wonach es ›in Einzelfällen gerade dem Wohl des Patienten entsprechen (könne), wenn er unter ärztlicher Begleitung sein Verlangen hin getötet werden und damit sterben dürfe, weil er diesen Weg als einzigen Ausweg aus schwerem Leid sieht.‹« Die evangelische Kirche werde die Ärzteschaft darin unterstützen, wie bisher am ärztlichen Ethos der Fürsorge für das Leben und damit an einer wichtigen Grundlage für das Vertrauensverhältnis zwischen Arzt und Patient festzuhalten.

Huber befindet, dass der Konsens im Nationalen Ethikrat, wonach das strafrechtliche Verbot der Tötung auf Verlangen beibehalten werden soll, auf einer »erschreckend schmalen argumentativen Basis« steht. Dass ein Teil des Ethikrats diesen Erhalt lediglich aus »politischer« Rücksicht – wegen der Historie der Euthanasieverbrechen der Nazionalsozialisten – fordere, auf eine ethische Argumentation jedoch verzichtet, hält der Evangelische Ratsvorsitzende für »verhängnisvoll«. Huber warnt ausdrücklich davor, dass das Votum des Ethikrates als »Selbstbedienungsladen« diene, aus dem sich jeder das ihm passend Erscheinende herausholen könne.

Auch in seinem Buch *Der christliche Glaube*[111] betont Huber, dass das Menschsein nicht vom Handeln des Menschen abhängig ist und niemand dem anderen das Menschsein absprechen kann. Huber wendet sich gegen jede »eigenmächtige Bestimmung des Todeszeitpunkts« und stellt fest, man dürfe sein Leben nicht »leichthin aus der Hand geben«.

Vor der Landessynode Württemberg betonte Landesbischof Frank Otfried July, dass die letzte Entscheidung über menschliches Leben Gott gehöre. Das Ja zum Lebensschutz ermögliche ein Altern in Würde, ein Helfen und Begleiten auch in schweren Zeiten. Die Kirchen rief er zur Vernetzung der Generationen auf, und die Diakonie, die palliativmedizinische Versorgung zu verbessern und das Hospizwesen auszubauen.

In seinen »Überlegungen zur Sterbehilfe« nach dem Deutschen Juristentag 2006 hat der Präses der Evangelischen Kirche im Rheinland (EkiR), Nikolaus Schneider, versucht, aus evangelischer Sicht eine kirchliche Antwort auf den mehrheitlichen Gesetzesvorschlag des Juristentages zu finden.

Dieses Gremium hatte sich dafür ausgesprochen, dass Regelungen zur Sterbehilfe und Entscheidungen am Lebensende neu gefasst werden sollen. So sollen Patientenverfügungen in dieser Weise verbindlich sein, dass Behandlungsabbrüche und das Unterlassen lebenserhaltender Maßnahmen künftig auch schon vor der Sterbephase rechtlich erlaubt sein sollen. Ferner sollen unterlassene Rettungsmaßnahmen nach einem Selbsttötungsvesuch nicht länger bestraft werden, Ärzte sollen beim Suizid von Schwerstkranken helfen dürfen. Die Bundesjustizministerin Brigitte Zypries sieht für ein neues Gesetz zur Zeit keinen Bedarf, sie möchte aber die Verbindlichkeit von Patientenverfügungen rechtlich verankern und lehnt deren Beschränkung auf unheilbare Krankheiten im Endstadium ab. Bundesärztekammer und ärztliche Standesorganisationen sprechen sich immer wieder gegen eine Freigabe der aktiven Sterbehilfe aus. »Aber«, so Präses Schneider, »Menschen aus unserem Land erbitten und erhalten aber aktive Sterbehilfe z. B. in der Schweiz, um einen nach ihrer Hoffnung ›gnädigen, guten Tod‹ zu erlangen.«

Anders als viele seiner Kollegen befindet Nikolaus Schneider, dass eine »pauschale Antwort mit der Aussage ›Gott alleine ist Herr über Leben und Tod, deshalb ist aktive Sterbehilfe indiskutabel‹ wird meiner Ansicht nach diesem Fragenkomplex nicht gerecht.«

Schneider argumentiert: »Zum einen gibt es fließende Grenzen zwischen passiver (erlaubter)und aktiver (also verbotener) Sterbehilfe. Wir bewegen uns in den je konkreten Situationen häufig in einer Grauzone. Zum andern fordert unser biblisch-theologisches Menschenbild zu einer differenzierenden Auseinandersetzung mit diesem Themenfeld heraus. (...) Verantwortung für das Ende des menschlichen Lebens zielt nach unserem Verständnis vordringlich auf pflegerische und seelsorgerliche Betreuung und auf den Ausbau und Qualifizierung palliativer Medizin und Versorgung (...) Der Respekt vor der Würde eines jeden Menschen gebietet, für höchstmögliche Schmerzfreiheit zu sorgen, auch wenn damit in Kauf genommen wird, Leben zu verkürzen. In Grenzfällen, bei terminal (auf den Tod) Erkrankten mit schwersten Schmerzen und Entstellungen kann eine palliative Sedierung – also ein künstliches Koma – eine letzte Option sein, die Patienten vor einem für sie nicht mehr erträglichen Zustand und vor Schmerzen bewahrt.«

Nach einem Hinweis auf die Bedeutung von Palliativstationen gerade in Evangelischen Krankenhäusern beurteilt Schneider »aktive Sterbehilfe aus pragmatischen, finanziellen oder ideologischen Gründen nur als Sünde, als ein dem Gebot und Willen Gottes zuwider laufendes Verhalten«.

Nicht akzeptabel sei es aber auch, das Leben eines todkranken Menschen gegen dessen ausdrücklichen Willen aufgrund der medizinischen Möglichkeiten künstlich zu verlängern. Er fährt fort:

»Die Frage, ob die dem Menschen von Gott übertragene Verantwortung auch die persönliche Entscheidung über das Ende seines eigenen Lebens einschließt, lässt sich meines Wissens nicht apodiktisch vereinen. Auch bin ich davon überzeugt, dass es Menschen gab und gibt, die sich um der Liebe willen zu einer gesetzlich verbotenen Sterbehilfe durchringen.

Eine grundsätzliche Entscheidung, ob und inwieweit in einer konkreten Situation das Leisten oder das Verweigern von Sterbehilfe als Ausdruck christlicher Nächstenliebe verstanden werden kann, ist nicht ein für allemal zu treffen. Die Bedingungen dafür sind nicht eindeutig definierbar. Es wird immer wieder zu akuten Einschätzungen, Abwägungen und Entscheidungen kommen, die mit völliger Klarheit weder dem Bereich der aktiven noch der passiven Sterbehilfe zuzuordnen sind und über deren Verantwortbarkeit vor Gott und den Menschen unterschiedlich gedacht werden kann. Deshalb lehne ich eine gesetzliche Freigabe der aktiven Sterbehilfe ab und mache Mut, in der konkreten Situation gebunden an das eigene Gewissen und nach Maßgabe der Liebe zu entscheiden.«

21 Pro und Contra Sterbehilfe

Argumente und Meinungen

Pro: Das Selbstbestimmungsrecht des Menschen schließt das Recht auf die Gestaltung seines Sterbens ein. Jeder Mensch hat das Recht, über sein Leben selbst zu entscheiden. Dazu gehört auch das Recht, den Zeitpunkt des eigenen Todes zu bestimmen und ihn, wenn erwünscht, auch selbst herbeizuführen oder dies von einem anderen zu verlangen. Wer ihm dieses Recht verweigert, missachtet die Autonomie des Menschen und damit auch seine Würde, die in eben dieser Autonomie zum Ausdruck kommt.

Contra: Der Mensch hat keine Verfügungsgewalt über das Menschenleben – auch nicht über das eigene (vgl. das Fünfte Gebot: »Du sollst nicht töten«). Das Leben ist eine Gabe, ein Geschenk; es ist nicht das Eigentum des Menschen.

Pro: Aktive Sterbehilfe ist Hilfe zu einem menschenwürdigen Tod. Das Mitleid mit dem Patienten gebietet es, ihm zu helfen. Wer einem schwerkranken Menschen, der nicht mehr weiterleben möchte, aber sich selbst nicht töten kann oder will, auf dessen eigenen Wunsch hin den Gnadentod gibt, begeht kein Verbrechen, sondern leistet ihm einen Liebesdienst. Eine medizinisch korrekt ausgeführte aktive Sterbehilfe ist die letzte Hilfe, die ein Arzt seinem Patienten gewähren kann, wenn dieser sein Dasein als unerträglich und unwürdig empfindet.

Contra: Wer einen Menschen liebt, tötet ihn nicht, sondern sucht nach Wegen, die ihm helfen, menschenwürdig zu leben und zu sterben. Die Palliativmedizin bietet solche Wege in vorbildlicher Weise an. Im übrigen ist es sehr gefährlich, eine Tötung aus Mitleid zuzulassen, weil hier Motive anderer ins Spiel kommen. Wer »mit-leidet«, handelt – zumeist unbewusst – mehr aus den eigenen, als unerträglich empfundenen Gefühlen heraus als aus Interesse am wirklichen Wohl des Patienten. Im Hinblick auf den gesellschaftlichen Diskurs eignet sich das Mitleids-Argument ganz besonders zu einer missbräuchlichen Verwendung, weil es in unreflektierter Weise an die Emotionen der Menschen appelliert: Auch das Euthanasie-Programm der Nationalsozialisten wurde so u. a. mit »Mitleid« begründet!

Weiterhin ist es prinzipiell falsch, aus der Not des Patienten eine auf Tötung beruhende Hilfsverpflichtung für andere abzuleiten. Wer beispielsweise von einem Arzt eine tödliche Spritze verlangt, verlässt den Bereich eigener Autonomie und greift in die Gewissensfreiheit anderer ein. Sich selbst töten und sich von einem anderen töten lassen sind zwei völlig unterschiedliche Dinge!

Pro: Ärztliche Gewissensfreiheit kann auch bei Legalisierung aktiver Sterbehilfe berücksichtigt werden.

Contra: Der Arzt ist zur Lebenserhaltung verpflichtet (Eid des Hippokrates) und übernimmt eine Garantenpflicht für seine Patienten. Wäre dies nicht mehr ohne jede Einschränkung sichergestellt, würde auch das Vertrauen zwischen Arzt und Patient grundlegend zerstört.

Pro: Schwerkranke führen oft kein menschenwürdiges Leben mehr. Der zunehmende Verlust aller Fähigkeiten und Möglichkeiten bedeutet für manche Kranke den Verlust ihrer Würde – kein würdevolles Leben mehr.

Contra: ein Mensch kann seine Würde nicht verlieren; aber seine Mitmenschen können ihn würdelos behandeln; es hängt also von uns Angehörigen und Pflegenden ab, ob ein Patient sich respektiert und menschenwürdig behandelt fühlt oder nicht.

Pro: Niemand kann gezwungen werden, ein langes, qualvolles Sterben zu ertragen. Aktive Sterbehilfe ist häufig die einzige Möglichkeit, seelisches Leid und körperliche Qualen zu beenden; in solchen Fällen ist es verständlich, dass Menschen sterben wollen, und diesen Willen muss man auch akzeptieren.

Contra: Mit Hilfe der Palliativmedizin lassen sich körperliche Schmerzen heute fast immer wirkungsvoll behandeln. Dabei bleibt der Patient im allgemeinen bei vollem Bewusstsein und kann häufig noch lange ein weitgehend normales Leben führen. Auf eine sinnlose künstliche Lebensverlängerung darf verzichtet werden.

Pro: Durch strenge gesetzliche Regelungen würde die aktive Sterbehilfe auf wenige Fälle schwerster Krankheit und eindeutige Willenserklärung des Patienten beschränkt bleiben. Die immer wieder beschworene Gefahr eines Missbrauchs besteht daher nicht.

Contra: Auch scheinbar eindeutige Regelungen werden in der Praxis einen Missbrauch nicht verhindern.

Pro: Die Intensivmedizin verletzt die Würde des Menschen, weil der Patient um jeden Preis am Leben gehalten wird.

Contra: Diese Argumentation ist zu einem gewissen Teil berechtigt, muss aber differenziert betrachtet werden. Grundsätzlich gilt, dass eine intensivmedizinische Lebenserhaltung, besonders auch das Nicht-Verhungern-/Nicht-Verdurstenlassen von Wachkoma-Patienten, keineswegs das Recht auf einen menschenwürdigen Tod beeinträchtigt. Die Menschenwürdegarantie nach Art. 1 Abs. 1 GG ist erst dann berührt, wenn der sterbende Mensch zum erniedrigten Objekt medizinischer Behandlung wird. Das ist er bei einer korrekt ausgeführten »Intensivpflege« doch grundsätzlich nicht! Andererseits ist es in der Tat nicht immer sinnvoll, jede medizinisch denkbare Therapie auch dann noch durchzuführen, wenn sich das Sterben definitiv nicht mehr aufhalten lässt. In solchen Fällen ist ein Behandlungsabbruch nicht nur ethisch und juristisch erlaubt (»Passive Sterbehilfe«), sondern unter Umständen sogar geboten, wenn eine Weiterbehandlung für den Patienten eine sinnlose und quälende Lebensverlängerung bedeuten würde.

Pro: Für die Patienten und ihre Familie sind lange Krankheit und Sterbeprozess häufig eine unerträgliche psychische und physische Belastung; durch Euthanasie kann man diesen Zustand schnell und schmerzlos beenden.

Contra: Eine Gesellschaft muss Belastungen, die durch einzelne Menschen entstehen, prinzipiell durch angemessene Hilfe solidarisch mittragen. Sie darf die Belastungen nicht durch die Tötung dessen beseitigen, der diese Belastungen verursacht. Gerade in Zeiten knapper Kassen wäre nach einer Legalisierung der Euthanasie die Gefahr groß, dass sich die Solidargemeinschaft der zweifellos hohen Kosten in der letzten Phase eines Menschenlebens durch die billige Lösung des Tötens entledigt. Zudem würde durch eine Freigabe der aktiven Sterbehilfe ein unglaublicher Druck auf kranke und sterbende Menschen entstehen, ihrer Familie die finanziellen und sonstigen Belastungen auf diese Weise zu ersparen. Das wäre aber gerade keine letztlich selbstbestimmte, sondern eine fremdbestimmte Entscheidung.

Pro: Durch eine Legalisierung aktiver Euthanasie könnten erhebliche Kosten im Gesundheitswesen eingespart werden. In seinen letzten Lebensjahren verursacht ein Mensch höhere Gesundheitskosten als in seinem gesamten Leben zuvor. Zumindest einen Teil dieses Geldes könnte man durch eine gezielte Lebensbeendigung bei aussichtsloser Erkrankung besser für andere Patienten verwenden, vor allem dann, wenn die Ressourcen knapper werden.

Contra: Ein menschliches Leben aus Kostengründen vorzeitig zu beenden ist unmenschlich, eine solche Forderung daher ethisch abwegig. Die Menschenwürde verbietet es grundsätzlich, ein Leben gegen ein anderes abzuwägen. Allerdings besteht tatsächlich die Gefahr, dass in Zeiten knapper Kassen dieses Argument zumindest unter der Hand an Gewicht gewinnen wird. So warnt etwa der Jurist Wolfram Höfling: »Würdige Lebensverlängerung ist jedenfalls aufwändiger als der schnelle Tod.«[112]

Nachwort

»We need a change« – einem verheißenen Wechsel haben Menschen in den USA und in Europa bei der Obama-Wahl im November 2008 zugejubelt. Vielleicht kann ebenso ein Paradigmenwechsel im Zusammenleben von Jung und Alt, von Kranken und Gesunden, von Starken und Schwachen Hoffnung auf ein humanes Zusammenleben bis zum Lebensende bringen. Statt Gruppen zu trennen und sie für einander unsichtbar zu machen, könnte Mischung für Integration sorgen, so der Psychiatrieprofessor Klaus Dörner in seiner Kritik des scheinbar unauflösbaren Systems anonymer Heimbetriebe; teurer ist es zudem. Vielleicht fängt ein Wechsel mit einigen unspektakulären Entwürfen an, die diese verhängnisvolle Abschottung durchdringen und die Angst vor einem unwürdigen Ende auflösen können: in Mehr-Generationen-Häusern, in Stadtteil-Initiativen, guten Beispielen, die anstecken könnten.

Schade, dass Klaus Dörner unsere Freundin, gleich hier an der Ecke, nicht kennt. Sie feiert demnächst ihren 101. Geburtstag. Und sie würde Dörner gefallen, denn sie verkörpert exemplarisch sein Motto (und gleichnamigen Buchtitel) *Leben und sterben, wo ich hingehöre.* Seit Jahrzehnten wohnt sie nun schon allein in ihrem Apartment. Dabei ist sie nach landläufiger Meinung sicher schon seit fast 15 Jahren Kandidatin für ein Heim: Mit ihrer altersbedingten körperlichen Schwäche und dem lange schon lädierten linken Bein garantiert ihr vom Aufstehen bis zum Schlafengehen vor allem der Rollator eine bescheidene, aber von ihr sehr geschätzte Rest-Beweglichkeit. Mit Begleitung gelingt auch ein kurzer Spaziergang. Für alles übrige gibt es einige wenige Honorarkräfte von der Diakonie – das verkraftet die Rente gerade, im Vergleich zu Heimkosten sind die Ausgaben eher gering. Die Liebe zur Haushaltshilfe Angelika beruht auf Gegenseitigkeit, eine andere Helferin kommt fürs Duschen und Haarewaschen, eine Dritte gelegentlich zur Fußpflege, und das Essen rollt auf Rädern an.

Dazu hat sie allwöchentlich Besuch von einer ganzen Schar befreundeter Menschen. »Meine jungen Freundinnen«, sagt sie gern und zählt Frauen zwischen 70 und 80 Jahren auf. Früher waren sie gemeinsam in der Friedensbewegung, dann in der Stadtakademie der Evangelischen Kirche, zuletzt beim Natur- und Landschaftsschutz. Geblieben sind Freundschaften: Eine Frau kommt einmal wöchentlich zum Singen vertrauter alter Lieder, seit einem Jahr lese ich ihr dienstags vor. Das Buch heißt *Mit hundert war ich noch jung – Die ältesten Deutschen.* Fotograf und Autor Harald Wenzel-Orf schildert in Bild- und Wortporträts Menschen und ihre Biografien, in denen unsere Freundin oft genug eigene Erinnerungen wiederfindet.

»Wenn's mir so einigermaßen geht, würde ich wohl gern noch ein bisschen leben«, sagt die knapp 101-Jährige. Sie zeigt deutlich ihre Freude über Besuche und ihre Wertschätzung allen, die ihr durch ihr Leben helfen. »Wir Alten sollten dankbar sein, wenn sich die Jüngeren um uns kümmern«, stellt sie fest und erkennt immer wieder glücklich an, dass ihr Sohn (69) und die Enkel die nötigen Einkäufe erledigen und für sie da sind. Da die Augen fast ganz ihren Dienst versagen, das Hören aber wie mit »Mauseohren« klappt, preist sie das 5. Programm des Westdeutschen Rundfunks und ihre Hörbuch-Sammlung.

Die gerade mal 100- und knapp über 100-Jährigen sind auf dem Vormarsch: über 3000 waren es in Deutschland im Jahr 2005, 156 wurden 105 Jahre alt, 70 gar 106, 22 immerhin 107;13 Jubilare feierten den 108. Geburtstag, und 5 begingen ihr 109. Wiegenfest. Für das Jahr 2025 rechnen die Statistiker mit 44 200 Menschen, die 100 Jahre oder älter werden, im Jahr 2050 wird die Zahl auf 114 700 geschätzt.

Im Jahr 2005 starb eine Niederländerin mit 115 Jahren an einem unentdeckten Magenkrebs. Sie war die älteste Frau der Welt und hatte im übrigen – wie Forscher feststellten – ein völlig gesundes Gehirn.

»Ambulantisierung« heißt das seltsame Zauberwort, mit dem Heimexperten die Bürger an der Basis mit den Menschen aus den Heimen zusammenbringen wollen, in vielen kleinen Bürgerinitiativen bereits mit Erfolg. Mit solchen Gruppen lässt sich das Leben alter, aber auch behinderter Menschen zunehmend so gestalten, dass es lebenswert bleibt. »Und vor allen Dingen auch mit dem Gebrauchtwerden. Ist das Leben von Menschen doch immer zwischenmenschliches Leben; für sich allein kann niemand wirklich menschlich existieren. Und so kann man mit der Kunst des Alterns die Kunst des Sterbenkönnens erlernen. Es entwickelt sich die Bereitschaft, nicht nur ausschließlich etwas für sich selbst zu wollen, sondern vielmehr aufzugehen in dem, was man für andere ist und war – und darin sein Selbst zu finden«, zitiert Dörner aus einer Schrift für Erwachsenenbildung in Niedersachsen. Was könnte es Besseres geben am Ende eines solchen Lebens in der Gemeinschaft als etwa letzte Worte, wie sie von Albert Einstein überliefert sind: »Ich habe meine Sache hier getan.«

Anmerkungen

1 *STERN* 5/2008: »Ich sehe seinem Entschwinden zu«, ein Zitat von Walter Jens, aus einem bisher unveröffentlichten Gespräch mit *STERN*-Redakteur Arno Luik im Winter 2003/2004.
2 Wie Anm. 1.
3 Walter Jens/Hans Küng: *Menschenwürdig sterben,* 1995.
4 »Vorgeführt«, in: *Süddeutsche Zeitung* Nr. 77/2008
5 Wie Anm. 1.
6 Andreas Kuhlmann in *rororo-special Sterbehilfe*, Reinbek, 1995.
7 Mors certa – hora incerta: Vortrag von Bischof Kurt Koch im Katholischen Pfarreiheim Rheinfelden am 24. 4. 2007.
8 *Welt* online: Wo und wie man in Europa stirbt, 16. 10. 2007.
9 Pflege: Ministerin will schlechte Heime schließen, in: *Rheinische Post*, 2. Juli 2008.
10 www. BMG.de
11 Langzeitarbeitslose sollen Demenzkranke betreuen, in: *Süddeutsche Zeitung*, 16./17. August 2008.
12 Frank Schirrmacher: »Roger Kuschs Appell zum süßen und ehrenvollen Sterben«, in: *Frankfurter Allgemeine Zeitung* , 10. Juli 2008.
13 S. 10
14 Oliver Hoischen: Depression – Krebs der Seele? In: *Frankfurter Allgemeine Sonntagszeitung*, 31. 8. 2008.
15 www.runder-tisch.net, Pressemitteilung Deutsche Hospizstiftung, 4. 6. 2004: Demenz als Todesurteil.
16 Zitiert nach *Dt. Ärzteblatt*.de, 17. 9. 20 08
17 Selbstbestimmung – eine Verhöhnung? Michael Pawlik, in: *Frankfurter Allgemeine Zeitung*, 14. 7. 08. zitiert nach Dietmar Mieth: *Grenzenlose Selbstbestimmung? Der Wille und die Würde Sterbender*. Patmos, Düsseldorf 2008.
18 Wie Anm. 17
19 Linus Geisler: *Zwischen Tun und Lassen. Ein Panorama bioethischer Streitfragen*, Mabuse-Verlag, 2008.
20 H. Bickel, Tagung »Leben mit Demenz«, Ev. Akademie Tutzing, 4.–5. Oktober 2006.
21 Associated Press. in: *Süddeutsche Zeitung*, 7. 5. 2008.
22 Gerhard Pott: *Ethik am Lebensende, Intuitive Ethik, Sorge um einen guten Tod, Patientenautonomie, Sterbehilfen*, Schattauer Verlag Stuttgart 2007.
23 Frank Schirrmacher (wie oben Anm. 12)

24 Hans Sillescu: Sterben, damit andere leben? – www.uni-mainz.de/FB /Chemie/AK-Sillescu/Sterben-Leben

25 *Der moderne Tod – Vom Ende der Humanität*, Gemini-Verlag, Berlin 2001 (Schwedische Originalausgabe 1978)

26 Barbara Rütting: *Ich bin alt und das ist gut so*, Nymphenburger, München 2008.

27 ebda.

28 Reimer Gronemeyer: »Parkplatz-Euthanasie – Der Tod als Managementaufgabe«, *Welt* online, 18. 11. 2007.

29 *DER SPIEGEL* 8/1993.

30 Referat »Neue Diskussion über die Sterbehilfe in Deutschland«, 20. Januar 2006 in Düsseldorf.

31 Roberto Rotondo: Vortrag »Wenn Pflegekräfte Patienten töten«, 4. 11. 2005, Bezirksklinikum Regensburg, siehe auch www.supervision-hamburg-gesundheitswesen.de

32 Deutscher Juristentag: Patientenverfügungen als verbindlich anerkennen, in: *Deutsches Ärzteblatt,* 2006; 103(39): A-2518/B-2182/C-2104

33 Roswitha Müller-Piepenkötter (CDU), NRW-Justizministerin in einem Beitrag in der *Zeitschrift für Lebensrecht*, Hrsg. Juristen-Vereinigung Lebensrecht e.V.: »Unantastbar?« Sterbehilfevereine: eine Herausforderung für den Rechtsstaat«. Der Beitrag entspricht in aktualisierter Fassung dem Vortrag, den die Autorin an 2. Juni 2008 anlässlich des 1. Juristentages im Erzbistum Paderborn in der Katholischen Akademie Schwerte gehalten hatte.

34 ebda. S. 33

35 Friedemann Pfäfflin :«Zur Diskussion über Sterbenachhilfe«, 24. Jg. Heft 2, 2006.

36 Einführung der Euthanasie: Montgomery contra, Kusch pro; *KNA/Deutsches Ärzteblatt*, 4. 6. 2008.

37 »Kusch leistet Sterbehilfe«, *Süddeutsche Zeitung,* 30. 6. 2008.

38 in »Hart, aber fair«, *ARD*, 9. Juli 2008.

39 Interview bei »Juristenvereinigung für das Leben«, Köln, 29. 4. 2008.

40 Klaus Dörner: *Tödliches Mitleid – Zur sozialen Frage der Unerträglichkeit des Lebens*, mit Beiträgen von Fredi Saal (1988) und Rudolf Krämer (1933), Paranus-Verlag 2007.

41 in »Hart, aber fair«, *ARD,* 9. 7. 2008.

42 Reimer Gronemeyer, Gastkommentar »Der Tod als Managementaufgabe – Parkplatz-Euthanasie«, *Welt* online, 15. 11. 2007

43 Roswitha Müller-Piepenkötter, wie Anm. 33.

44 Montgomery bekräftigt Nein der Ärzte zu Sterbehilfe, *KNA/Deutsches Ärzteblatt*, 4. Juni. 2008

45 *Katholische Nachrichtenagentur,* 4. November 2008.

46 Nach *Süddeutsche Zeitung* 21. 2. 2008.

47 Vgl. Haasnoot, K. J. P.: Entwicklung der aktiven Sterbehilfe in den Niederlanden, in Europa gegen Euthanasie. Dokumentation einer Initiativ-Veranstaltung am 9. 5. 1996 in Bonn, Hartmannbund, Verband der Ärzte Deutschlands

48 *ARTE:* Themenabend »Sterbehilfe«

49 *Leben bis zuletzt – Informationen zu Materialien zu Sterbehilfe und Euthanasie*, Aktion Lebensrecht für alle e.V. (ALFA)

50 *Annals of Internal Medicine* 2004; 141:178-185t

51 »Der Gedanke des Tötens«, in: *DER SPIEGEL* 30/2004, S. 86–88.

52 Euthanasie-Anfragen in Belgien steigen rapide an: *Deutsches Ärzteblatt*, 21. Mai 2008

53 www.wikipedia.org/wiki/Sterbehilfe

54 French Euthanasia Case rumbles on, *TIME*, 1. April 2008.

55 *Agence France Press/Ansa,* in: *Süddeutsche Zeitung,* 10. Juli 2008.

56 www.n-tv.de/Selbsttötungsmaschine_Sterbehilfe_in_Europa

57 www.bundesärztekammer.de, 2004/2006

58 zitiert nach: Grundsätze der Bundesärztekammer zur ärztlichen Sterbebegleitung, BÄK 2004

59 www.linus-geisler.de

60 Sherwin B. Nuland: *Wie wir sterben. Ein Leben in Würde,* Kindler, 1994.

61 Gronemeyer: *Sterbeorte.* Vortrag anlässlich der Tagung »Das Sterben in die Mitte holen«, 11. Nov. 2005, Veranst. Institut Mensch, Ethik und Wissenschaft, Heinrich Böll-Stiftung und Dt. Behindertenrat

62 Kurt Sontheimer: »Die Vorreiterin der deutschen Demoskopie« – Elisabeth Noelle-Neumanns Allensbacher Institut wird fünfzig, *DIE ZEIT*, 40/1997

63 Deutsche Hospizstiftung.

64 Renate Künast: »Last exit Sterbehilfe?«, in *Vorgänge – Zeitschrift für Bürgerrechte und Gesellschaftspolitik«*, Heft 3, Sept. 2006.

65 www.ifd-allensbach.de

66 Wie Anm. 36.

67 In: *Recht und Psychiatrie*, 24. Jhg, Heft 2, 2006

68 *Frankfurter Allgemeine Zeitung*, 12. 1. 2005, Nr. 9/Seite 33

69 Wie Anm. 65.

70 Zitiert nach Richard Fuchs: *Life Science – Eine Chronologie von den Anfängen der Eugenik bis zur Humangenetik der Gegenwart*, LIT-Verlag, Münster 2008.

71 ebda. Unger wird Pressereferent beim Hartmannbund 1928 sowie von Gerhard Wagner 1933, Hauptschriftleiter des Verlages der Deutschen Ärzteschaft, 1935 Pressereferent der Reichsärztekammer und des Reichsärzteführers, Co-Autor des Propagandafilms »Erbkrank«

(1936) und Mitglied des Gremiums zur Vorbereitung der Kinder-Euthanasie.

72 ebda. S. 25.

73 Zitiert nach: Klee, Ernst: *Euthanasie im NS-Staat,* Frankfurt/M., 9. Auflage 1999, S. 342.

74 Friedemann Pfäfflin in: *Recht und Psychiatrie*, 24. Jg, Heft 2, 2006.

75 Wie Anm. 71.

76 Vgl. Helga Kuhse/Peter Singer: *Should ths baby live?*, 1979.

77 Folg. Absätze n. Klaus-Dietmar Henke (Hrsg.): *Tödliche Medizin im Nationalsozialismus – von der Rassenhygiene zum Massenmord*, Schriften d. Deutschen Hygiene-Museums Dresden, Böhlau, 2008.

78 Klee, Ernst: *»Euthanasie im NS-Staat«*, Fischer 1999.

79 Wie Anm. 78

80 Richard Fuchs: *Life Science – eine Chronologie von den Anfängen der Eugenik bis zur Humangenetik der Gegenwart*, LIT 2008.

81 Meltzer, Ewald: *Das Problem der Abkürzung ›lebensunwerten‹ Lebens* (1925), zitiert nach Ernst Klee: *Euthanasie« im NS-Staat. Die »Vernichtung lebensunwerten Lebens«*, Frankfurt, 1999.

82 Leo Alexander: österreichischer Arzt, im Auftrag der Siegermächte Leiter einer Kommission zur Bewertung der medizinisch-wissenschaftlichen Erkenntnisse aus den Menschen-Experimenten während des Dritten Reiches zum Fazit der Untersuchungsergebnisse. Dokumentiert unter dem Titel: *Medical Science under Dictatorship, in New England Journal of Medicine 24* (1949), S. 39-47.

83 dpa-Archiv/HG 1884, Hamburg, 10. 12. 1968.

84 Wie Anm. 40.

85 Vgl. Richard Fuchs: *Life Science,* wie Anm.80.

86 Zitiert nach S. 68.

87 Ursel Fuchs: *Eine Todesspur rund um den Erdball*, Vortrag IPPNW-Kongress: *Medizin und Gewissen*, Nürnberg, 1996.

88 palliativ: v. lat. pallium=Mantel, d. h. lindernde Medizin.

89 Mirko Tomic: Dokumentation in *ARD-PLUSMINUS, Saarländischer Rundfunk*, 4. 7. 2006.

90 Hanseatisches OLG, Urteil vom 18. 09. 2007 (AZ 7 U 33/07).

91 www.wdr.de/themen/wissen/1/leonardo/08/04/09

92 Renate Künast: *Last exit Sterbehilfe?*, wie Anm. 64.

93 Karl-Georg Reploh: Vorlesung im Kontaktstudiengang der theologischen Fakultät Bochum, Vorlesungsreihe *Mitten im Leben – umfangen vom Tod*, 5. 12. 2007.

94 Dr. Stephan Sahm: *Patientenverfügungen und ihre Folgen*, Vortrags-Mitschrift der Tagung »(Un)geregelter Tod«, veranstaltet von der Arbeitsstelle Neonazismus FH Düsseldorf und Bioskop e.V., 22.–23. 9. 2006.

95 ebda. S. 97.

96 Vgl. Hans Grewel: *Lizenz zum Töten – der Preis des technischen Fortschritts in der Medizin*, Stuttgart: Klett-Cotta 2002.

97 Klaus-Peter Görlitzer: *Regeln zur Lebensbeendigung auf Wunsch in den Niederlanden, Belgien und Dänemark,* Dokumentation der Tagung »Planungssicherheit am Lebensende? Patientenverfügungen im Widerstreit«, Veranst. Bioskop e.V. (18./19. Oktober 2002).

98 ebda. S. 99

99 Horst Dreier: Die Freiheit des Andersdenkenden, in: *Frankfurter Allgemeine Zeitung*, 30. 8. 2008.

100 BMJ: *Patientenverfügung: Wie bestimme ich, was medizinisch unternommen werden soll, wenn ich entscheidungsunfähig bin?* Download: www.BMJ.de

101 Hans Grewel: *Lizenz zum Töten*, wie Anm.96.

102 Stephan Sahm: *Patientenverfügungen und ihre Folgen*, wie Anm.94.

103 Michael Pawlik: Selbstbestimmung ist kein Patentrezept, in: *Frankfurter Allgemeine Zeitung*, 5. 9. 2008.

104 Hans Grewel: *Lizenz zum Töten.*

105 »Mors certa – hora incerta«, Vortrag im Katholischen Pfarreiheim Rheinfelden, 20. 4. 20 07.

106 *Sterbebegleitung statt aktiver Sterbehilfe – eine Textsammlung kirchlicher Erklärungen*, Kirchenamt der EKD / Sekretariat der Deutschen Bischofskonferenz, Januar 2003.

107 *Deutschlandradio Kultur:* »Zollitsch: Alte Menschen brauchen Hilfe und Zuwendung.« Interview mit Hanns Ostermann, 16. 7. 2008

108 www.welt.de, 21. 7. 08

109 In »Mors certa – hora incerta«: Vortrag im Kath. Pfarreiheim Rheinfelden, 24. 4. 07

110 *Positive Würdigung und kritische Anfragen – Ratsvorsitzender zur Stellungnahme des Nationalen Ethikrates*, EKD-Pressemeldung, 13. Juli 2006.

111 Wolfgang Hubert: *Der christliche Glaube. Eine evangelische Orientierung*. Gütersloher Verlagshaus 2008.

112 Zitiert nach www.alfa.de

Bibliographie

Beckmann, Rainer; Löhr, Mechthild; Schätzle, Julia (Hrsg.): *Sterben in Würde – Beiträge zur Debatte über Sterbehilfe.* 303 Seiten, Krefeld, SINUS-Verlag 2004

BIOSKOP-AutorInnenkollektiv: *»Sterbehilfe« – die neue Zivilkultur des Tötens?;* 96 Seiten, Frankfurt/M., Mabuse-Verlag 2002

Csef, Herbert; Funnemann, Anneliese; Lohner, Alexander; Schmid-Tannwald, Ingolf (Hrsg.): *Gestern »lebensunwert« – heute »unzumutbar«. Wiederholt sich die Geschichte doch?* München, Zuckschwerdt-Verlag 2000

Döring, Dorothee: *Leben in Würde bis zuletzt;* 234 Seiten, Paderborn, Bonifatius-Druckerei, 2002

Dörner, Klaus: *Leben und sterben, wo ich hin gehöre.* 220 Seiten, Neumünster, Paranus Verlag 2008

Dörner, Klaus: *Tödliches Mitleid;* 236 Seiten, Neumünster, Paranus-Verlag 2002 (erstmals: 1988)

Drolshagen, Christoph (Hrsg.): *Lexikon Hospiz.* 192 Seiten, Gütersloher Verlagshaus 2003

Fuchs, Richard: *Life Science: eine Chronologie von den Anfängen der Eugenik bis zur Humangenetik der Gegenwart.* 512 Seiten, Münster, LIT-Verlag 2008

Geisler, Linus: *Arzt und Patient – Begegnung im Gespräch – Wirklichkeit und Wege;* 408 Seiten, 4. erweiterte Auflage, Frankfurt,M., PMI-Verlag AG 2002

Geisler, Linus: *Zwischen Tun und Lassen – Ein Panorama bioethischer Streitfragen.* 253 Seiten, Frankfurt, Mabuse-Verlag 2008

Göring-Eckardt, Katrin (Hrsg.); Simon, Alfred; Neubert, Michael C.; Riedel, Ulrike; Weißgerber, Inge; Jochemsen, Henk; Hasoers, Burgut; Kähler, Christoph; Sahm, Stephan; Simon, Steffen; Müller, Monika; Böke, Hubert; Müller-Busch, Christof: *Würdig leben bis zuletzt – Sterbehilfe – Hilfe beim Sterben – Sterbebegleitung – Eine Streitschrift.* 199 Seiten, Gütersloher Verlagshaus, 2007

Grewel, Hans: *Lizenz zum Töten – Der Preis des technischen Fortschritts in der Medizin;* 302 Seiten, Stuttgart, Klett-Cotta 2002

Heusser, Peter; Riggenbach, Björn: *Sterbebegleitung, Sterbehilfe, Euthanasie;* 240 Seiten, Haupt 2002

Hoerster, Norbert: *Sterbehilfe im säkularen Staat;* 193 Seiten; Frankfurt/M. Suhrkamp1998

Holthaus, Stephan und Jahnke, Timo: *Aktive Sterbehilfe – Ausweg oder Irrweg?* 138 Seiten, Gießen, Brunnen-Verlag 2008

Klee, Ernst: *»Euthanasie« im NS-Staat – Die »Vernichtung lebensunwerten Lebens«,* 502 Seiten, Frankfurt/M., Fischer TB 1985

Klee, Ernst: *Auschwitz, die NS-Medizin und ihre Opfer;* 525 Seiten, Frankfurt, Fischer Tb. 2001

Klie, Thomas und Student, Johann-Christoph: *Die Patientenverfügung – Was Sie tun können, um richtig vorzusorgen, Aktualisierte Neuausgabe.* 190 Seiten, Freiburg, Herder-Verlang 2006

Klie, Thomas und Student, Johann-Christoph: *Sterben in Würde – Auswege aus dem Dilemma Sterbehilfe.* 215 Seiten, Freiburg, Herder-Verlag 2007

May, Arnd T.; Charbonnier, Ralph (Hrsg.): *Patientenverfügungen – Unterschiedliche Regelungsmöglichkeiten zwischen Selbstbestimmung und Fürsorge.* Reihe »Ethik in der Praxis«, Bd. 21, Münster, LIT-Verlag 2005

Merkel, Christian: *»Tod den Idioten« – Eugenik und Euthanasie in juristischer Rezeption vom Kaiserreich zur Hitlerzeit.* 330 Seiten; Logos Berlin 2006

Mieth, Dietmar: *Grenzenlose Selbstbestimmung? Der Wille und die Würde Sterbender.* 116 Seiten, Düsseldorf, Patmos-Verlag 2008

Mitscherlich, Alexander; Mielke, Fred: *Medizin ohne Menschlichkeit – Dokumente des Nürnberger Ärzteprozesses;* Frankfurt, Fischer Tb; Erstausgabe 1960

Payk, Theo R.: *Töten aus Mitleid – Über das Recht und die Pflicht zu sterben.* 247 Seiten, Leipzig, Reclam 2004

Putz, Wolfgang; Steldinger, Beate: *Patientenrechte am Ende des Lebens – Vorsorgevollmacht – Patientenverfügung – Selbstbestimmtes Sterben;* 199 Seiten, München, Beck-Rechtsberater im dtv, 2003

Sahm, Stephan: *Sterbebegleitung und Patientenverfügung – Ärztliches Handeln an den Grenzen von Ethik und Recht.* Frankfurt/New York, Campus-Verlag 2006

Seitz, Oliver; Seitz, Dieter: *Die moderne Hospizbewegung in Deutschland auf dem Weg ins öffentliche Bewußtsein;* 420 Seiten, Herbolzheim, Centaurus-Verlag 2002

Spaemann, Cordelia; Schmidt, Martin; Spaemann, Robert (Hrsg.): *Töten oder sterben lassen? Worum es in der Euthanasie-Debatte geht;* Freiburg, Herder 1997

Student, Johann-Christoph: *Im Himmel welken keine Blumen.* Freiburg, Herder-Verlag 2005

Thiele, Felix (Hrsg.), *Aktive und passive Sterbehilfe – medizinische, rechtswissenschaftliche und philosophische Aspekte.* 285 Seiten, München, Verlag Fink (Wilhelm) 2005

Thorbrietz, Petra: *Leben bis zuletzt – Wer bestimmt, wie wir sterben – Ein Plädoyer gegen das Wegsehen – Ein Erlebnisbericht.* 170 Seiten, München, Zabert Sandmann-Verlag 2007

Tolmein, Oliver: *Geschätztes Leben – die neue »Euthanasie«-Debatte;* Konkret Literatur-Verlag, 1990
Tolmein, Oliver: *Keiner stirbt für sich allein – Sterbehilfe, Pflegenotstand und das Recht auf Selbstbestimmung.* 255 Seiten, München, Bertelsmann-Verlag 2006